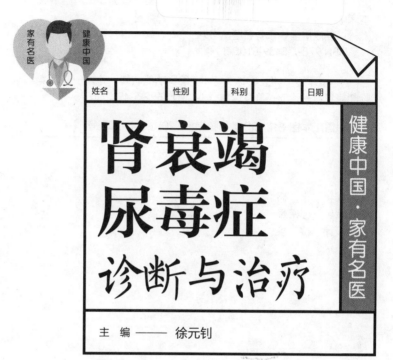

姓名		性别	科别		日期

肾衰竭尿毒症

诊断与治疗

健康中国·家有名医

主 编——— 徐元钊

上海科学技术文献出版社

Shanghai Scientific and Technological Literature Press

图书在版编目（CIP）数据

肾衰竭尿毒症诊断与治疗 / 徐元钊主编 . —上海：上海科学技术文献出版社，2020

（健康中国·家有名医丛书）

ISBN 978-7-5439-8105-8

Ⅰ . ①肾… Ⅱ . ①徐… Ⅲ . ①肾功能衰竭—诊疗—普及读物②尿毒症—诊疗—普及读物 Ⅳ . ① R692.5-49 ② R695-49

中国版本图书馆 CIP 数据核字 (2020) 第 054100 号

策划编辑：张　树
责任编辑：苏密娅
封面设计：樱　桃

肾衰竭尿毒症诊断与治疗
SHENSHUAIJIE NIAODUZHENG ZHENDUAN YU ZHILIAO
主编　徐元钊
出版发行：上海科学技术文献出版社
地　　址：上海市长乐路 746 号
邮政编码：200040
经　　销：全国新华书店
印　　刷：常熟市人民印刷有限公司
开　　本：650×900　1/16
印　　张：14.5
字　　数：150 000
版　　次：2020 年 7 月第 1 版　2020 年 7 月第 1 次印刷
书　　号：ISBN 978-7-5439-8105-8
定　　价：35.00 元
http://www.sstlp.com

总　　序

健康是人生最宝贵的财富,然而疾病却是绕不开的话题。2020 年中国人民共同经历了一场战"疫",本应美如画卷的春天,被一场突如其来的疫情打破。这让更多人认识到健康的重要性,也激发了全社会健康意识的觉醒。

现代社会快节奏和高强度的生活方式,使我们常常处于亚健康状态。美食诱惑、运动不足、嗜好烟酒,往往导致肥胖,诱发高血压、高血脂、高血糖、高尿酸乃至冠心病、脑卒中,甚至损伤肺功能,造成肾功能衰退,而久病卧床又会造成肺炎、压疮、下肢血管栓塞等衍生疾病……凡此种种,严重影响人们的健康生活。

"经济要发展,健康要上去"是每个老百姓的追求,健康是人们最具普遍意义的美好生活需要。鉴于此,上海科学技术文献出版社策划出版了"健康中国·家有名医"丛书。丛书作者多为上海各三甲医院临床一线专科医生,遴选临床常见病、多发病,为广大读者提供一套随时可以查阅的医学科普读物。

如今,在国内抗"疫"获得阶段性胜利的情况下,全国各地逐渐复工复产,医务人员和出版人也在用自己的实际行动响应政府号召。上海科学技术文献出版社精心打造的这套丛书,为全社会健康保驾护航,让大众在疫情后期更加关注基础疾病的治疗,提高机体免疫力,在这场战"疫"取得全面胜利的道路上多占

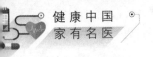

得一些先机,也希望人们可以早日恢复健康生活。

本丛书秉承上海科学技术文献出版社曾经出版的"挂号费"丛书理念,作为医学科普读物,为广大读者详细介绍了各类常见疾病发病情况,疾病的预防、治疗,生活中的饮食、调养,疾病之间的关系,治疗的误区,患者的日常注意事项等。其内容新颖、系统、实用,适合患者、患者家属及广大群众阅读,对医生临床实践也具有一定的参考价值。本丛书版式活泼大气、文字舒展,采用一问一答的形式,逻辑严密、条理清晰,方便阅读,也便于读者理解;行文深入浅出,对晦涩难懂的术语采用通俗表达,降低阅读门槛,方便读者获取有效信息,是可以反复阅读、随时查询的家庭读物,宛若一位指掌可取的"家庭医生"。

本丛书的创作团队,既是抗"疫"的战士,也是健康生活的大使。作为国家紧急医学救援队的一员,从武汉方舱医院返回上海的第一时间能够看到丛书及时出版,我甚是欣慰。衷心盼望丛书可以让大众更了解疾病、更重视健康、更懂得未病先防,为健康中国事业添砖加瓦。

王 韬

中国科普作家协会医学科普创作专委会主任委员

赴武汉国家紧急医学救援队(上海)副领队

2020 年 4 月 3 日于上海

前　　言

　　肾衰竭是十分常见的临床综合征,除急性肾衰竭大部分可治愈外,慢性肾衰竭目前还不能治愈。慢性肾衰竭已是人类十大病死原因之一,年发病率为每百万人口 100～200 人,并呈增长态势。社会经济的高速发展深刻地改变着每个人的生活方式和生活习惯。现代社会不仅带给我们丰富的食物、便利的交通工具等现代化设施,也带来了更多的高血压、高血脂和糖尿病,它们正在危害着我们的肾脏,已成为慢性肾衰竭发病率上升的原因之一。20 世纪 40 年代以来,多种肾替代治疗(包括血液透析、腹膜透析和肾移植)相继问世,使百万慢性肾衰竭患者得以生存,恢复正常或接近正常的生活和工作状态,这得益于科技和社会(尤其是社会保障)的进步。但患病率加快的增长态势却难以遏制,可以想象这些病痛给患者、患者家属以及整个社会带来多少不幸! 为让生活更美好,必须让更多的人远离肾脏疾病;让更多的肾脏疾病患者不至于很快地发展成尿毒症;让更多的尿毒症患者不发生并发症;让更多的透析和肾移植患者能保有更高质量的生活和更长的生存期。这便是我编写这本书的初衷,也是一个医务工作者的责任。

　　本书收集了 200 多个问题,想把肾脏基本知识,肾衰竭、肾替代疗法(包括透析和移植)的一些概念,防治目标与要点,兼顾学

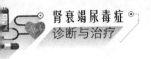

术理论发展趋势和患者想了解的问题,扼要地介绍给读者,希望读者能从中获益。为了节省篇幅,本书改写了原书升级版中肾脏结构功能和检查部分,若欲了解这方面较为详细的解释,读者可参阅本套丛书中的《肾脏疾病诊断与治疗》;同理,在《肾脏疾病诊断与治疗》一书中也删去了有关肾衰竭尿毒症的内容。为了让患者就医时能看懂检查报告单和理解医师的诊疗术语,我编入了一些常用术语及其解释,并将其英文缩写编成附录,列于文末,便于读者检索。鉴于医学学科发展迅速,笔者才识有限;受制于篇幅,难尽其详;成书仓促,错漏难免,望读者不吝赐教。

承蒙上海科学技术文献出版社何蓉编审邀约,指导协助,使本书有幸付梓,诚致谢意!对热忱支持我写作的同道与家人,谨致感谢!

复旦大学附属中山医院内科学教授

徐元钊

目 录

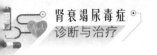

患了肾衰竭尿毒症可能会有的一些表现

为什么夜尿增多是慢性肾功能减退的第一症状 ⊃——

慢性肾功能减退最早出现的症状是夜尿增多。这是因为机体首先降低肾小管重吸收率来补偿下降的肾小球滤过率（GFR），以实现容量平衡，来确保生命的延续，这直接导致尿液浓缩不足；反映在尿常规中便是尿相对密度（比重）降低且固定，反映在量的变化方面则是夜尿增多。打个比方，白天的工作未能完成，靠晚上来加班。由于这个过程发生得相当缓慢，常不易引起患者的注意。

尿毒症患者为何有消化道症状 ⊃——

尿毒症患者早期都有消化道症状，每以食欲下降为先，随病情发展可出现口腔炎、口腔黏膜溃疡、口臭、腮腺肿大、恶心、呕吐、消化道各部位黏膜糜烂、溃疡和出血、便秘与腹泻等；其原因有经消化道排出尿素增加，被细菌分解成氨，刺激黏膜有关。消化性溃疡发病率高达 60%，这还与胃泌素降价不足、幽门螺杆菌感染和胃肠道转移性钙化等因素有关。消化道出血几乎普遍存

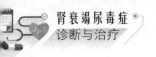
在,5%的患者可因严重出血致死;这还与尿毒症直接或间接所引起的血小板功能异常、血管硬化和凝血功能异常等因素有关。此外,严重的体液潴留可引起腹腔积液。

心血管系统并发症是尿毒症患者最常见的死因吗

心血管并发症是尿毒症患者最常见的死因,占30%～40%。据报道,约30%的尿毒症患者有不同程度的心力衰竭,86%有可经超声心动图证实的心脏结构异常;接受透析治疗的尿毒症患者中冠心病发病率高达40%,左室肥厚高达75%,心血管原因病死率为常人的10～20倍,脑血管原因的病死率则约为常人的10倍。尿毒症患者常见的心血管系统症状还有:①高血压;②动脉粥样硬化;③心肌病;④心包炎;⑤心力衰竭;⑥心律失常。其中严重的可导致死亡。

尿毒症患者有哪些呼吸系统症状

常见的有:①早期可有肺活量下降、限制性通气障碍和弥散功能下降等肺功能指标改变;②尿毒症引起的代谢性酸中毒所表现的深而大呼吸;③尿毒症肺,以肺水肿为主要表现,伴肺毛细血管渗出增加;④尿毒症性胸膜炎,常可听到极粗糙的胸膜摩擦音,可伴血性胸腔积液,可造成呼吸困难;⑤肺钙化,主要由转移性钙化引起;⑥各种肺部感染均明显增多,包括常见的感染和在免疫功能低下时发生的罕见感染;结核发生率明显增加。

尿毒症患者常有哪些神经精神症状

尿毒症中枢神经系统症状可称为尿毒症性脑病。早期以抑制性表现为多见,可有疲乏、失眠、淡漠、注意力不能集中等,以后可有行为异常、抑郁、判断力和思维障碍、嗜睡甚至昏迷;晚期多为兴奋性表现,如肌肉颤动、痉挛、震颤、阵挛、抽搐、狂躁和幻觉等。脑电图表现为慢波增多。周围神经病变主要有感觉和运动神经传导速度下降,可表现为:①不安腿综合征,下肢因不明原因的不适而难以安放,故不停活动以求缓解,以夜间为重而致彻夜难眠;②烧灼足综合征,以双足灼痛为特点;③晚期患者可出现四肢远端麻木,以下肢为重,渐行向心扩展,可致软瘫。部分患者可有自主神经功能障碍而发生体位性低血压、发汗障碍等症状。

尿毒症时为什么有贫血

尿毒症的贫血与肾衰竭程度成正比。因贫血发展缓慢,症状常不甚明显。其发生原因主要有:

(1) 促红细胞生成素(EPO)减少是最主要的原因,应用人类

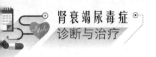

重组促红细胞生成素后贫血常可改善。

（2）造血物质缺乏，包括铁、叶酸和蛋白质等；常因恶心、呕吐等消化道症状而摄入减少，长期蛋白尿等原因使营养物质丢失增加而引起。

（3）红细胞寿命缩短，尿毒症时常有酸中毒、水盐代谢紊乱、毒性物质潴留和小血管病变等，使红细胞易于破碎而平均寿命缩短。

（4）血液丢失，尿毒症患者常有鼻出血、皮肤黏膜和消化道出血，加重贫血和缺铁。

（5）其他，如潴留的毒性物质抑制骨髓造血。

尿毒症时为何可发生骨病

尿毒症时发生骨病的主要原因是钙磷代谢异常，当血肌酐(Cr)达到 $265\sim354\ \mu\mathrm{mol/L}$ 时便可出现临床骨病，其发生原因包括：

（1）肾小球滤过率(GFR)下降使磷清除下降，血磷增高，血钙下降，机体通过增加甲状旁腺素(PTH)分泌，增加磷清除和动员骨钙入血来补偿。

（2）肾生成的活性维生素 D_3 减少，使肠道吸收钙减少。

（3）高血磷使肠道中磷与钙结合增加而减少钙吸收。

（4）其他因素，如酸中毒增加骨钙向血液转移等。

以上变化首先出现血钙呈下降趋势，血磷正常或轻度上升，有时可出现手足搐搦表现,但钙磷乘积尚正常或稍高于正常。继而因甲状旁腺素增加和骨钙动员,使血钙趋于正常;因内生肌酐清除率(Ccr)进一步下降,而血磷更高;最后 PTH 极高,呈继发性甲状旁腺功能亢进,钙磷乘积可超过正常的 50%。在这个过程中可出现骨软化症、纤维性骨炎、纤维囊性骨炎、骨质疏松和骨硬化症等,还可发生转移性钙化。患者可有骨痛、病理性骨折和手足搐搦等症状,可扪及皮下钙结节,血管与内脏钙沉积则视沉积部位不同而产生不同症状,如沉积于心和(或)脑有时可致命。

什么是尿毒症性肌病

尿毒症性肌病常表现为肩胛带和骨盆带肌肉萎缩和无力,多以肩胛带为重,常表现为三角肌萎缩扁平,可有举臂困难,发生于下肢(骨盆带肌群)者可有站立不能等。随病情加重,肌病逐渐向远心端扩大。

尿毒症时为何易发生高钾血症

肾是机体最重要的排钾器官,尿毒症时有功能的肾单位减少使排钾困难;氮质潴留等原因使细胞死亡加速,细胞内钾转入血中的量增加,胃肠道失血、酸中毒等均可使血钾增高。值得关

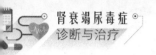

注的是：①食源性钾摄入未加控制，如食用大量蕈类和鲜橘等；②单独或联合使用血管紧张素转换酶抑制剂(ACEI)、血管紧张素受体阻滞剂(ARB)或β受体阻滞剂等；③服用某些富含钾盐的草药或民间偏方等，均可引起或加重高钾血症。高钾血症可引起缓慢性心律失常、心室颤动与心脏停搏等致死性后果。

尿毒症时为何易发生代谢性酸中毒

肾脏是人体重要的酸碱平衡器官之一，体内由代谢产生的有机酸须经肾排出。肾脏通过其泌氢功能酸化尿液，使终尿酸度可达原尿的1 000倍，并根据机体需要进行调节，使体液pH值保持在正常范围内。尿毒症时肾泌氢能力受损，造成酸性代谢产物积聚和体液酸化，所以几乎无例外地出现代谢性酸中毒。机体通过呼吸代偿，故常有呼吸深大表现。酸中毒还参与骨钙动员、高钾血症等病状的发生。

尿毒症时皮肤有何改变

尿毒症患者易出现毛发萎黄，变脆易断；皮肤增厚，表皮角化加剧而显粗糙，皮色转黄褐，可使皮下水肿呈不可陷状；许多患者还有难以忍受的皮肤瘙痒。

有关肾衰竭尿毒症的基本常识

肾衰竭时肾脏的大小和形态会有变化吗

肾衰竭时由于肾实质受损和破坏,其大小和形态会发生一些改变。在急性肾衰竭时,肾脏因肿胀,其外形可增大并变饱满。慢性肾衰竭时,则因肾主质受损和被毁,其外形常见缩小或萎缩,轮廓失去光滑自然曲线状,变得不规整。

为什么移植一个肾脏就可支持尿毒症患者的生命

因为正常肾脏有强大的储备功能,只要有2/3个功能正常的肾,便能维持人体日常的生活与工作。当单肾损毁(如创伤或疾病)而被切除时,另一个健康的肾脏可以满足人体正常需要;如不给予过多负荷(如过量蛋白质摄入等),健侧肾脏并不会发生重大的形态与功能改变。这是医师能切除单个病肾的基础,也是肾移植时只要为尿毒症患者植入一个健康的肾脏便足以支持生命的原因。

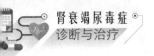

临床测定的"肾功能"就是肾脏的生理功能吗

肾脏生理功能相当复杂,至今尚未完全明了。其基本生理功能有三:即生成尿液、参与稳定机体内环境和具有一些内分泌功能。这与中医"肾"的概念有很大不同,中医所称的"肾"还包括性和生殖等功能。肾脏的尿液生成功能由滤过、重吸收、分泌、酸化、浓缩和稀释等过程来完成。滤过是肾小球最主要的功能,临床上所称的肾功能并不能表示所有的肾脏生理功能,通常仅指肾小球滤过功能。反映该功能的临床指标称为肾小球滤过率(GFR),其典型代表是内生肌酐清除率(Ccr),经体表面积校正后的正常值为 80～120 ml/min;由于血肌酐(Cr)浓度与 Ccr 成反比关系,故也能用血 Cr 水平来反映 GFR,或由血 Cr 值经公式计算出 Ccr。其他血液氮质如血尿素氮(BUN)和血尿酸(UA)浓度也有相似作用,但前者受饮食蛋白质的量、机体蛋白质代谢速率、消化道出血等因素影响颇大,后者受机体核酸代谢、细胞代谢情况、血容量状态、妊娠、肾小管功能和药物等因素影响,故反映肾滤过功能的意义不如血肌酐浓度可靠。如血液氮质水平增高,称为氮潴留或氮质血症,主要反映肾功能减退。

肾小管损害为什么也会使肾滤过功能下降

肾单位间互不相通,肾小球的毁损就必然导致相对应的肾小管萎缩;同理,肾小管的损害也使相对应小球内压力变化等导致肾小球废弃;所以两者都可引起以氮潴留为特征的肾清除率下降和小管功能受损,只是在发生的先后顺序与严重程度上有所不同。所以,各种原因的慢性肾脏病,包括慢性肾盂肾炎、慢性间质性肾炎和各种继发性肾病,最终均可引起慢性肾衰竭尿毒症;而以急性免疫性间质性肾炎为特征的移植肾急性排异反应,也必然引起肾小球滤过功能急剧下降。

肾脏的内分泌功能与肾衰竭临床表现也有关系吗

当患者进入肾衰竭后,随着病程进展和病情加重,肾脏的一些内分泌功能受损的情况就会逐步展现。例如,高血压,与肾脏分泌肾素增多使肾素血管紧张素形成增加,形成或加重高血压;又如可发生骨痛和代谢性骨病,与肾内有 α-羟化酶活性降低,使 $1, 25-$ 二羟维生素 $D_3[1, 25-(OH)_2D_3]$ 合成减少,以肠钙吸收降低,参与肾性骨病发生与发展;再如贫血,其发生则与肾生成促红细胞生成素减少有关;其他如,消化系统溃疡多发、糖代谢紊乱和发生继发性甲状旁腺功能亢进等则和肾衰竭时对胃泌素、胰岛素、甲状旁腺素等灭活降低有关。

诊断肾衰竭尿毒症的常用检查

哪些检查有助于诊断肾衰竭尿毒症

有助于诊断肾衰竭尿毒症的检查与有助于诊断肾脏疾病的检查基本相同,主要包括尿液检查、肾功能试验、肾影像学检查和肾活组织检查等。这些内容读者可在本丛书的《肾脏疾病》一书中查知。

诊断肾衰竭尿毒症最常需要做哪些检查

诊断肾衰竭尿毒症最常需做的检查有尿常规、肾功能测定、电解质测定和血常规。

尿常规可以反映哪些有助于诊断肾衰竭尿毒症的信息

尿常规出现蛋白尿、血尿和管型尿,常提示患者可能存在肾损害,是一个重要的信息,但并不反映存在肾功能不全,当然更不足以提示存在肾衰竭尿毒症。如果患者持续出现低比重尿，甚至是固定的低比重尿，常反映肾浓缩稀释功能受到较严重损害，提示有可能存在肾功能不全，甚至存在肾衰竭尿毒症。尿毒症患者常有管型尿。一些特殊的管型尿，如见于慢性肾功能不全的蜡样管型，见于急性肾小管坏死(ATN)的粗大上皮细胞管型等，一旦被发现也有一定的诊断意义。

尿常规无阳性发现就可以排除肾衰竭尿毒症吗

应当说绝大多数肾衰竭尿毒症患者都有尿液检查的异常发现，但也有少数肾衰竭尿毒症患者尿液检查可无异常发现。后者主要见于肾小管间质和肾血管等疾病引起的肾衰竭尿毒症患者中。

肾衰竭尿毒症患者蛋白尿减少是否提示疾病好转

肾衰竭尿毒症患者常有蛋白尿，在其漫长的病程中蛋白尿常呈波动态势，当肾脏疾病发展时，肾结构受损，可呈现蛋白尿有一定的加重；当疾病活动或急性发作时，可呈现蛋白尿明显加重；当肾功能严重受损时，由于可滤过蛋白的肾结构严重毁损，蛋白尿反见下降。所以不能以蛋白尿的变化来推测肾功能的变化，应当通过肾功能测定来判断。

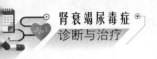
为什么要以血肌酐来评价肾功能

血肌酐(Cr)是肌肉的终末代谢产物,可完全滤过,不被肾小管重吸收,正常时几乎不被肾小管排泌,又因人体肌肉容积相对恒定而使 Cr 生成水平也较为恒定(内生肌酐),与标准外源性测定物——菊粉的性质相似,故可用其代表肾功能。与菊粉相比,Cr 有一定缺点,如受饮食中的动物肌肉(外源性肌酐)、肌肉炎症、创伤和疾病(如多发性肌炎、挤压伤和心肌梗死等)的影响,肾脏仍有少量分泌,血液中存在类肌酐物质影响测定等,使内生肌酐清除率(Ccr)可略高于菊粉清除率,但仍十分接近,故临床常用以代表肾小球滤过率(GFR);与菊粉相比,Cr 也有一定优点,如不需注输菊粉至恒定血浓度、标本采集次数少、受试者费时少等。为使检验结果更准确,可在素食 3 日后抽血。因为这些理由,用血肌酐来评价肾功能仍是临床上最常用,相对简便且较为准确的方法。

怎样测定内生肌酐清除率

对于评价肾功能,内生肌酐清除率(Ccr)比血肌酐(Cr)和血尿素氮(BUN)更为敏感。标准的 Ccr 测定方法为:试验前 3 天禁肉食,每日摄入蛋白质 20 克或以下,第 3 日晨开始收集 24 小时尿液,第 4 日晨抽血,血和尿标本同时送检(以减少实验误差);根据患者的血 Cr、尿 Cr 和尿量可计算出患者的 Ccr。由于人体肌肉量与体表面积有关,根据患者身高和体重可查表得出体表面积,与标准体表面积(1.73 m^2)相比,得出校正的 Ccr,可粗略地代表肾小球滤过率(GFR)。尿毒症时因血 Cr 增高,肾小管分泌 Cr 增多,故 Ccr 明显高于菊粉清除率和 GFR。无论标准方法或公式推演,均需素食 3 天,以获得内生肌酐值,否则测定所得仅为 Cr 值,演算结果称肌酐清除率,此与 GFR 有所不同。

可以用血肌酐值推算内生肌酐清除率 甚至肾小球滤过率吗

由于在数学模式中血肌酐(Cr)与内生肌酐清除率(Ccr)成反比关系,因此可用血 Cr 计算出 Ccr,以及肾小球滤过率(GFR),现已广泛应用于临床,成为临床医师和患者判断疾病严重程度(分期)和发展趋势及速度的重要方法。当然,本方法并不十分敏感和精准,但方便得多,已足供临床使用,尤其在尿毒症等尿量过少时,公式计算就更具优点。

如何根据肌酐测定值预测慢性肾脏 疾病发展速度与治疗效果

由于内生肌酐清除率(Ccr)和血肌酐(Cr)浓度在数学上成

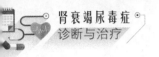
反比例关系,也就是说与血 Cr 浓度的倒数呈线性关系。假定患者每年有多次血 Cr 测定结果,可以用血 Cr 浓度之倒数为纵坐标,以时间为横坐标,在代数纸上标出每次测定结果的点,这些点(如果数量足够多)就能显示出慢性肾脏疾病(CKD)的发展趋势,使用直线回归的方法可以求得一根直线及其方程式,简单点用直尺比画一下也可得出一条表示发展趋势的近似直线。此线与横坐标的夹角或斜率就是 CKD 的发展速度,此线越平坦(夹角越小)表示发展速度越慢,如治疗后此线较前变平缓,说明治疗有效;变化越大,疗效越显著。同理,如将此线外推,即以此线向未来时间方向延长,可以找到与应开始透析的血 Cr 值倒数(一般为 1/800)这一水平线的交叉点,其横坐标上所对应的时间,便是该开始透析治疗的预期时间,也表示有效肾功能将至此丧失,即需开始替代治疗(透析或移植)的时日,但此远非生命终结;比较治疗干预前后两条直线外推与横坐标(时间坐标)上交点的时间距离差,可以代表该治疗方法为您争取到的或者延续到的时间。由数学的观点来看这张表,还可以发现治疗干预起始越早,有效肾功能维持时间越长,需开始替代治疗(透析或移植)的时日越迟。当然,用这方法需要有点数学基础知识和多次血 Cr 检测结果(结果最好来自同一医院)。

血尿素氮测定对肾衰竭尿毒症患者有何价值

尿素是人类蛋白质代谢的终产物,测定尿素中氮量的检验方法叫作尿素氮(BUN)测定。由于肾脏是人类排泄尿素的最主要器官,测定方法又较方便和稳定,所以被广泛用于肾功能测定。BUN测定与肌酐(Cr)相比,干扰因素更多,比较常见的有:发热、甲状腺功能亢进等分解代谢亢进状态、消化道出血及高蛋白质饮食等经胃肠道吸收增加,均可引起BUN升高,长期低蛋白质饮食和营养不良可使BUN下降。尿素及尿素氮亦可计算清除率,但意义远不及内生肌酐清除率(Ccr)重要。由于BUN和血Cr同为肾功能指标,两者存在很好的相关性,所以,如果BUN与血Cr比值明显高于正常,应该查找饮食、消化道出血等原因,特别是摄入蛋白质过多。对急性肾衰竭而言,BUN与血Cr比值明显增高,还应注意查找肾前和肾后原因。

血尿酸测定对肾衰竭尿毒症患者有何价值

尿酸(UA)是嘌呤核苷酸代谢的终产物,核酸主要存在于细胞核内。当核酸代谢亢进,如患有恶性肿瘤、慢性炎症和风湿病时,以及排泌受阻,如肾衰竭时,血UA会增高,当大量摄入高嘌呤食物,如肉类、豆类和海鲜等,也可引起血UA增高。嘌呤在肝脏代谢成UA,通过肾脏排出。由于平时嘌呤代谢也较稳定,故可作为肾功能指标。UA的代谢和排泌过程比较复杂,故与血肌酐的相关性不如尿素氮。在肾衰竭尿毒症患者中,常见UA有不同程度的增高。已知UA也是加速肾衰竭尿毒症发生和发展的因素之一,应定期测定肾衰竭尿毒症患者的血UA,并适时

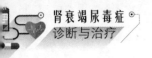

给予适当和适量的降 UA 药物是有益的。

为什么肾衰竭尿毒症患者常需测定血电解质和酸碱指标

　　保持机体水、电解质和酸碱平衡,即维持机体内环境稳定是肾脏的重要功能之一,所以常与肾功能指标同时测定。应特别关注的是钾、钙、磷和二氧化碳结合力,常见的是高血钾、低血钙、高血磷和代谢性酸中毒。它们不仅能提示肾衰竭尿毒症的严重程度,特别是危及生命的紧急情况;而且可以提示对药物或替代治疗的需求,以及对已施治疗效果作出评价,以便及时调整。二氧化碳结合力在代谢性酸中毒和呼吸性碱中毒时均明显下降,故判断时应注意。使用血气分析更好,也更精确,但需采动脉血。

血和尿 β_2-微球蛋白检查对肾衰竭尿毒症患者有何意义

　　在肾衰竭早期患者即可出现血和尿 β_2-微球蛋白增高,一般较血肌酐和内生肌酐清除率更为敏感,即可以更早发现。对使用可能引起急性肾损伤药物、感染等疾病发展过程中是否确实引发了肾损害,有明显的提早发现作用。血 β_2-MG 增高($>0.2\ \mu g/ml$),

主要提示肾小球滤过功能下降；尿 β_2-MG 升高（$>370\ \mu g/d$），主要提示近端肾小管受损。检测在标本采集和测定技术方面都有一定要求，对临床使用时的可比性和稳定性有一定影响。可引起血 β_2-MG 增加的疾病主要还有：慢性炎症、肿瘤和免疫性疾病等，在判断结果时，需予以注意。

为什么肾衰竭尿毒症患者常需测定血常规

当发生慢性肾衰退后，绝大部分患者都会出现不同程度的贫血，并和其尿毒症程度呈现一定的关联性。如果这种关联性出现较大偏离，如贫血程度远较肾衰竭尿毒症程度严重，应当寻找原因，如有无出血或伴患恶性肿瘤（如多发性骨髓瘤）等。如加测网织红细胞，将有助于判断骨髓增生情况和对治疗（如促红细胞生成素等）的反应。肾衰竭尿毒症患者还可发生白细胞和血小板功能变化，但因血常规中主要反映的是数量变化，如需进一步了解病情，须进行其他相关检查。

肾衰竭尿毒症患者常可选哪些影像学检查

肾衰竭尿毒症患者常可选的影像学检查主要有：

（1）超声探测：B超或彩超探测泌尿系及其邻近器官、超声多普勒探测肾血管与血流、探测血液透析（HD）患者拟作和已作

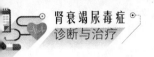

血管通路状况,以及在超声指引下肾活组织检查术(超声介入)等。

(2) X线检查:①泌尿系平片(KUB);②逆行肾盂造影;③膀胱造影等。

(3) 计算机体层摄影(CT):包括泌尿系统平扫与增强、尿路成像(CTU)和肾血管(动脉和静脉)成像(CTA)等。

(4) 磁共振成像(MRI):包括泌尿系器官及血管成像(MRU,MRA)等。

(5) 核医学:①放射性核素肾图;②泌尿系扫描与成像;③放射性核素肾血流量(RBF)和肾小球滤过率(GFR)测定;④放射免疫测定,如肾素、血管紧张素、醛固酮、甲状旁腺素(PTH)等;⑤正电子发射计算机体层扫描(PETCT)等。

当患者肾功能低下时不宜使用造影剂,所有涉及造影的项目应禁止或谨慎施行。

为什么超声探测是肾衰竭尿毒症患者最常选用的影像学检查

因为超声探测对患者较为安全无创伤,而且可以判断肾脏大小、形态以及肾内大致结构,可以粗略排除肿瘤、结石和积水,这对大部分患者来说已经为医师提供了判断病情所需的基本信息。医师根据患者临床情况,包括症状、体征、实验室检查和超声探测结果,再进一步选择必要的检查,是较为安全合理的步骤。

超声探测对肾衰竭尿毒症患者有何价值

超声探测可以粗略判断肾大小,有助于区分急慢性肾衰竭,慢性肾衰竭常见肾缩小,而急性肾衰弱常见肾增大,至少不缩小。超声探测可观察肾外形轮廓,对慢性肾盂肾炎诊断有帮助;可见囊肿,对囊性肾病如多囊肾等的判断极有帮助。超声探测可观察肾内结构,如发现皮质变薄、皮髓质分界不清或结构模糊,以及肾内回声增多等图像,则支持慢性肾衰竭,发现髓质水肿等图像则更支持急性肾衰竭。超声探测还有助于发现肾肿瘤、肾积水和肾石症等泌尿外科疾病。超声多普勒探测肾血管与血流,有助于判断肾血管疾病和肾内血流阻力,以及了解血液透析患者血管通路通畅与否。超声探测还可引导经皮肾活组织检查,提高肾穿刺成功率和减少并发症。所以,超声探测对肾衰竭尿毒症患者来说,是一项颇具价值的影像学检查。

肾衰竭尿毒症患者能做 X 线平片检查吗

X 线平片检查并不增加肾衰竭尿毒症患者损伤,故仍属安全检查。该检查可观察肾脏位置、大小及形态(包括轮廓)改变,了解有无肾缺如、肾萎缩、慢性肾盂肾炎(CPN)和肾肿大等;可发现尿路各部位的不透光结石,以及各种原因引起的肾钙质沉

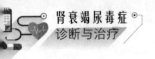
着,包括肾结核、肾癌及代谢性钙化等;对多囊肾、肾肿瘤和肾结核等有一定的辅助诊断价值。

肾衰竭尿毒症患者能做静脉肾盂造影检查吗

由于静脉肾盂造影(IVP)检查需用造影剂,而高渗性造影剂在肾内浓缩,故有损害肾功能之可能。所以对已有肾功能不全者,除非必要不应施行此项检查。当血肌酐(Cr)＞250 μmol/L时,亦应禁用此检查。此外,多发性骨髓瘤等患者也不宜做 IVP。

CT 检查对肾衰竭尿毒症患者有诊断价值吗

就肾衰竭尿毒症的诊断本身而言,通常并不需要作 CT 检查[包括平扫、增强、肾血管成像(CTA)和尿路成像(CTU)等]即可明确诊断。然而,有特殊需要时,如需明确某些病因(肿瘤等)、合并症和并发症时,才有必要进行。通常选择平扫,尽量不用增强,以免病肾因造影剂而加重损害。

肾衰竭尿毒症患者可以做肾 MRI 检查吗

磁共振成像(MRI)检查,包括磁共振血管成像(MRA)和磁共振尿路成像(MRU),对肾脏病的诊断价值与CT相近,对肾内及其周围结构的分辨力优于CT。由于成像机制和增磁剂性质与CT和造影剂不同,磁共振成像检查几乎不受肾功能影响,故对尿毒症患者也能施行。

放射性核素检查对肾衰竭尿毒症诊治有何价值

肾放射性核素影像学检查,主要包括放射性核素肾图、放射性核素肾显像和正电子发射计算机体层扫描(PETCT)等,这类检查为无创非侵入检查,相对安全,有助于判别肾脏及其尿路形态和功能信息,故尚称有效,尽管并不十分精确。此外,这类检查相对易得,且报告较快,可称便捷。

放射性核素肾图主要能反映肾内和肾外血管床及肾功能情况、尿流量和上尿路通畅情况。对尿路梗阻诊断符合率约80%,较静脉肾盂造影(IVP)简便廉价;对肾血管性高血压(如肾动脉狭窄)的检出率达80%;对诊断慢性肾盂肾炎(CPN)亦有帮助;B/K比值等有助于判断移植肾功能下降的原因。

放射性核素肾显像分为肾静态显像、肾血流及功能显像和正电子发射计算机体层扫描(PETCT)等数种。

肾静态显像适用于观察肾位置、形态、肾梗死及肾占位性病变等,对了解肾衰竭尿毒症病因有一定的帮助。

肾血流及功能显像可用于测定肾小球滤过率(GFR,正常值为112.11 ± 19.05 ml/min),还可测定有效肾血浆流量(RPF,正

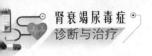
常为 600～750 ml/min)。显像技术还可用于辅助诊断肾动脉狭窄、肾占位性病变、尿路梗阻,以及移植肾功能监测,包括移植肾血管阻塞、急性肾小管坏死及急性或慢性排异等。这是诊断肾衰竭尿毒症中使用最广泛的一项放射性核素检查技术。

PETCT 为应用于临床的一种核医学和 CT 相结合的技术。因系断层显像,能解决部分平面显像所不能发现的病灶,更能准确地发现肾占位性病变及其性质,因而可全身扫描,故更多地用于寻找或摒除转移性病灶。

哪些肾衰竭尿毒症患者宜施行肾穿刺活组织检查

对原因不明的急性肾衰竭(ARF),尤其是疑为新月体肾炎(急进性肾小球肾炎)、间质性肾炎和重症急性链球菌感染后肾小球肾炎等肾性 ARF,肾穿刺活组织检查的诊断价值很高。

对大部分慢性肾衰竭尿毒症患者来说,由于慢性肾脏病已进入后期,其肾内结构已遭严重破坏,肾穿刺活组织活检结果虽仍可证实慢性肾衰竭的诊断,但常不能准确有效地提供病因分类所需的足够信息。此外,肾内纤维化的增加还会增加术后出血机会。因此,并不主张普遍地施行肾穿刺活组织检查。只有在慢性肾衰竭(CRF)早期,肾尚不小,血肌酐(Cr)<250 μmol/L时,特别是仍有大量蛋白尿呈现肾病综合征(NS)时,为探寻其原发病及确定是否仍需积极处置时仍可谨慎施行。当病情已进展至肾功能不全,但肾脏并未缩小或增大,常提示可能是急性肾衰

竭或在慢性肾病基础上重叠了急性病变,鉴于此两种情况有一定的可逆性,肾穿刺活组织检查对诊治则很有帮助。

肾移植后移植肾失功能原因不明时,特列是难以区分排异反应和复发性肾炎时,诊断高度依赖穿刺活组织检查。

肾衰竭尿毒症的病因及诊治原则

⊂ 什么是急性肾衰竭,什么是急性肾损伤

急性肾衰竭(ARF)是指由各种病因使肾小球滤过功能在数小时至数周内迅速减退,引起水、电解质和酸碱平衡失调及代谢废物积聚为特征的一组临床综合征。

急性肾损伤(AKI)则描绘了从发生急性肾功能异常到衰竭的过程,目前使用的标准以血肌酐(Cr)、尿量(UV)和持续时间3个指标进行分期,见表1。

表 1　急性肾损伤分期标准

分期	血肌酐(Cr)较 原水平升高	尿量 [ml/(kg·h)]	持续时间
1 期	$\geqslant 26.5\ \mu mol/L$, 或增高 50% 以上	<0.5	>6 小时
2 期	升高 200%~300%	<0.5	>12 小时
3 期	升高>300%, 或 Cr>354 $\mu mol/L$, 或急性升高>44.2 $\mu mol/L$	<0.3	>24 小时 或无尿>12 小时

AKI 比 ARF 的进步在于反映了疾病发生与发展的过程,较早地提示或警示将发生 ARF;但其所使用的指标中血 Cr 并非十

分敏感,尿量也非每个ARF患者都减少,如非少尿型ARF就无少尿,因此仍需结合临床情况判定。

引起急性肾衰竭的原因有哪些

(1)肾前性氮质血症:指各种原因引起的肾灌注不足(缺血),肾实质未受损或受损极微;及时恢复灌注,肾功能可迅速恢复,倘若延迟或不恢复灌注,将发展为急性肾小管坏死(ATN),介于两者之间的情况称为中间综合征。肾前性氮质血症、中间综合征和ATN可以视为肾脏对缺血的严重程度和持续时间所作反应的3个阶段,及时和有效的处理可使其停止于早期阶段而迅速恢复,防止进入ATN阶段。

肾前性氮质血症常见的原因有:

● 有效血容量不足:常见于经胃肠道丢失(如严重腹泻等)、多尿或利尿剂使用不当、大面积烧伤、严重创伤、大量出血、液体转向"第三间隙"(如腹膜炎、肠梗阻)等。

● 心排血量下降:如心力衰竭、急性心肌梗死、严重心律失常、心包压塞、急性肺栓塞、正压通气、心脏术后低心排血量综合征等。

● 周围血管扩张:如败血症、过敏性休克、肝衰竭(肝肾综合征)和麻醉意外等。

● 肾血管阻力增加:如使用非甾体类抗炎药(NSAID)、双肾动脉狭窄时使用血管紧张素转换酶抑制剂(ACEI)、环孢素A

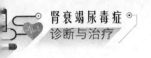
(CsA)、造影剂和高钙血症等。

(2) 肾实质性

● 肾小球疾病和肾微血管病:常见的为重症肾小球疾病,如ARPGN和重症AGN,某些继发性肾小球病(如狼疮性肾炎、紫癜性肾炎、硬皮病、全身小动脉炎和溶血性尿毒症综合征)等。

● 肾血管疾病:如恶性(急进性)高血压、肾动脉栓塞或血栓形成和肾静脉血栓形成等。

● 急性间质性肾炎(AIN):包括药物、感染和代谢性原因所引起。

● ATN(约占80％):包括缺血性、中毒性(如药物、重金属和生物毒)、急性溶血、挤压伤和横纹肌溶解症等。

● 双侧肾皮质坏死:见于严重出血(如产前与产后大出血)和严重感染等,治疗后即便好转也常残留肾功能损害。

(3) 肾后性(占3.5％～8％):见于各种原因的急性机械性和动力性尿路梗阻。梗阻部位以尿道和膀胱颈部为多见,双侧输尿管梗阻时(如后腹膜纤维化、肿瘤压迫等)亦可发生。

什么叫急性肾小管坏死

急性肾小管坏死(ATN)是指各种原因引起的肾脏缺血或中毒性损害导致以ATN为病理特征和以肾功能急骤下降为临床特点的综合征。ATN是急性肾衰竭(ARF)最常见的类型,占75％～80％。按尿量可分为少尿和非少尿两型。本征大多可痊愈。病因众多,缺血者大多有肾前性氮质血症阶段;可致 ATN 的药物列表越来越长,除人们熟知有潜在肾毒性的氨基糖苷类、头孢菌素类、磺胺类等常用药外,新型抗病毒药、抗肿瘤药、免疫抑制药和造影剂现也已添列其中;其他如重金属、化学品、生物毒、感染和内源性毒物等则与以往改变不大。此外,流行性出血热、钩端螺旋体病和大肠埃希菌等感染引起的溶血性尿毒症综合征也可发生 ATN。

可引起急性肾小管坏死的抗感染药物主要有哪些

(1) 氨基糖苷类抗生素:包括链霉素、卡那霉素、丁胺卡那霉素(阿米卡星)、庆大霉素、妥布霉素、奈替米星、异帕米星、大观霉素、新霉素、巴龙霉素等。主要见于大剂量、长疗程和反复应用的患者中,但在按标准剂量和疗程使用的患者中仍有 10%～30%发生非少尿型急性肾小管坏死(ATN);尤易发生于高龄、原有肾功能不全、原有肾缺血或供血不足和合用增加本类药物肾毒性的抗生素(如头孢菌素)时。本类药物损伤髓襻升支厚段,故常伴低镁血症;好发于用药后第 2 周。故使用本类药物前宜先查清肾功能情况,包括有无肾缺血;不宜超量使用,疗程以 7 天内为好,并每 3 天查尿常规,每周查肾功能,以便及时发现肾损害及早停药或变换治疗方案。

(2) 两性霉素 B:本品有多种制剂,但均有肾毒性,累积剂量>1 g 者几乎都发生急性肾衰竭(ARF),但<1 g 者也常有发

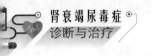
生 ARF 的。本品引起 ARF 的患者多可恢复,但亦可导致肾钙化。

(3) 抗病毒药:①阿昔洛韦大剂量静脉滴注,有 10%～30% 的患者于 24～48 小时发生 ARF,多为非少尿型;可能与本品结晶沉淀堵塞肾小管有关;②茚地那韦有类似表现,约 10% 患者出现结晶尿,其中半数有血尿;③阿德福韦酯可使约 40% 患者出现近端肾小管损伤,表现为 Fanconi 综合征;④西多福韦也有肾毒性;⑤膦甲酸钠引起的 ARF 常发生于用药后 7 天内,多为非少尿型,可伴高磷血症、急性肾小管坏死(ATN)和间质纤维化,恢复缓慢,历时数月或更长。故使用本类药物时不宜大剂量静脉滴注,补液量不宜过少。

(4) 抗原虫药:喷他脒(戊烷脒)有 25%～95% 于用药后第 2 周发生 ARF,可伴低镁、高钾或低钾血症和 RTA。

可引起急性肾小管坏死的抗肿瘤药物主要有哪些

(1) 顺铂:约 70% 发生急性肾衰竭(ARF),主要引起细胞膜和线粒体损伤,常伴严重低镁血症;后者可见于未发生 ARF 的患者中,停药后还可持续很长时间。

(2) 异环磷酰胺:近年发生率有所增加,据报道达 70%。发生 ARF 时常伴 Fanconi 综合征。

(3) 氨甲蝶呤:因以原形从肾排出,或大剂量静脉用药时可堵塞肾小管而引起 ARF。

可引起急性肾小管坏死的其他药物主要有哪些

(1) 免疫抑制剂:如肾移植中常用的环孢素 A(CsA)和他克莫司(FK506),可引起肾血管收缩形成低灌注,发生急性肾衰竭(ARF)。此外,该两药还可使肾小球系膜收缩,因滤过面积缩小而使血肌酐(Cr)升高。

(2) 造影剂:造影剂因其高渗作用直接损伤肾小管细胞,并可使肾血管收缩引起低灌注而引发 ARF,术前、术后饮水和补液可预防或减轻。

可引起急性肾小管坏死的常见毒物有哪些

(1) 重金属:如汞、镉、砷、铀、铬、锂、铋、铅和铂等。

(2) 化学物:①工业品:如氰化物、四氯化碳、甲醇、甲苯、乙烯二醇和氯仿等;②消毒剂:如甲酚、间苯二酚和甲醛等;③杀虫剂和除草剂:如有机磷和百草枯等。

(3) 生物毒:如鱼胆、蛇毒、蕈毒和蜂毒等。

(4) 内源性毒素:如血红蛋白(见于溶血、错型输血、体外循环和疟疾等)、肌红蛋白(见于挤压伤、电击伤、运动性或疾病引起的横纹肌溶解症等)、尿酸(见于急性尿酸性肾病)和骨髓瘤肾病等。

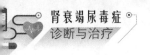

急性肾小管坏死的发病机制和病理特征是什么

发病机制涉及多种学说,如肾小管阻塞、尿液反渗、管球反馈、血流动力和细胞生物学改变等。它们各有证据可证明其在一定条件下是正确的,但都还难以说明急性肾小管坏死(ATN)发生过程中出现的所有现象,所以它们是既有联系又有区别、互为补充的学说系统。病理改变可见肾小管上皮细胞损伤、凋亡和坏死,重者有基膜断裂(此种患者恢复缓慢或恢复不全);缺血者病损区域与血供有关,多为斑点状;中毒者则与毒物性质有关,损害分布上有一定的肾小管节段选择性。

急性肾小管坏死的典型临床过程如何, 有何治疗要点

急性肾小管坏死(ATN)的典型临床过程可分3期:

(1) 少尿期:通常为2周,亦有长达3个月以上(应除外肾皮质坏死)。本期最突出的表现有:①因水钠潴留导致急性心肺功能不全,可有严重肺水肿和脑水肿;②进行性氮质潴留,尿素氮(BUN)和肌酐(Cr)逐日增高;③严重酸中毒和致命性高钾血症;④其他与肾衰竭有关的症状、体征和实验室异常。

本期中最危险的征象是心力衰竭与高钾血症;治疗重点也

是针对水潴留与高钾,以及通过对病因的处置来阻挡病情继续恶化,有指征时应尽早透析并力求充分。

（2）多尿期:少尿期后尿量逐渐增加,当尿量>400 ml/d,即进入利尿期。达到或超过 2.5 L/d 时进入多尿期,可持续 2～3 周。本期的到来并不意味摆脱危险,因为:①本期初 BUN 和 Cr 继续升高,数日后才逐步下降;②尿量大反映肾小管功能远未恢复;③严重的水、电解质紊乱将接踵而至;④机体消耗过巨,极易发生继发感染。

本期治疗要点是保持水、电解质和酸碱平衡,预防可能发生的和治疗已发生的感染。

（3）恢复期:3～12 个月,尿量、BUN 和 Cr 逐渐恢复正常,内生肌酐清除率(Ccr)常在 6 个月内恢复;1 年或更长时间不能完全恢复者将遗留永久性肾损害,日后可能会发展成尿毒症。

本期治疗重点是防止再次肾损伤,包括避免劳累、感染与使用肾毒性药物;医学观察或随访应持续 2 年。

什么是非少尿型急性肾小管坏死

非少尿型急性肾小管坏死(ATN)是指在病程中不出现少尿的 ATN,尿量通常>400 ml/d,有时可达 2 000 ml/d,甚至>4 000 ml/d。近年非少尿型 ATN 的发病率有增多趋势,个别报道中高达 30%～60%。发病机制可能与下列情况有关:①肾内各肾单位受损不一,部分肾单位仍保有较好的滤过功能,而与其

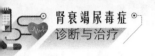

相联系的肾小管浓缩功能严重受损;②各肾单位受损比较一致,肾单位内的浓缩功能受损明显重于滤过功能;③髓质深部区组织形成高渗的能力降低使水分重吸收减少。临床常见于肾毒性药物(尤其是抗生素)的长期和(或)大剂量应用、腹部大手术和心脏直视手术后等。通常病情较轻、恢复较快,消化道出血较少;但病死率仍高达 26%,此与发现较迟等因素有关。治疗原则与典型 ATN 相似。

什么是高分解代谢型急性肾小管坏死

这是急性肾小管坏死(ATN)中较为严重的一种临床类型。由于严重创伤和感染时,强烈的炎症反应、坏死的组织或积聚体内的脓血等一时无法或未能彻底清除,甚至继续加剧,造成机体处于亢奋的分解代谢之中,使 ATN 表现得异常重笃和危急。

最简洁的指标是在积极的内科非透析保守治疗下,每日尿素氮(BUN)增高>7.1 mmol/L(20 mg/dl)和(或)肌酐(Cr)增高>176.8 μmol/L(2 mg/dl),每日血碳酸氢根(HCO$_3^-$)下降>1 mmol/L 和(或)血钾上升>0.5 mmol/L;前两项为关键指标,后两项因较易受治疗因素影响故为辅助性诊断指标。本型的治疗原则有三,即尽可能和尽快控制感染,彻底清除坏死组织和所积脓血,以控制分解代谢,勿使继续加剧;尽早透析,务求充分,考虑患者的复杂病情和治疗需要来选择最佳的透析方案,如连续性静脉-静脉血液滤过透析等;强而有力的支持治疗,包括合理的肠外营养方案等。

如何区分缺血性肾前性氮质血症和急性肾小管坏死的少尿

此两种状况虽可以理解成急性肾小管坏死(ATN)发病过程中的前后两个阶段,但是区分这两者却有重要的临床意义,因为肾前性氮质血症应尽早、尽快补充液体,有望迅即恢复肾功能;而ATN少尿期应严格控制进水量,以免诱发心力衰竭而致死。除病史、临床特征、生化测定结果等有所提示外,以尿钠为核心的诸项"尿诊断指数"将有所帮助。当机体有容量缺失而肾小管功能尚完好时,肾脏便会大量重吸收钠而使尿钠下降;反之,因肾小管已受损伤,钠重吸收能力下降则使尿钠增高。临床采用的以尿钠与尿肌酐比为关键指标的一系列指数(因计算式较复杂,故本书从略),兼有一次留尿采血、送检便捷和使用滤过功能矫正结果的优点;但也有易受补液和使用利尿剂影响的缺点。由于病情紧急、治疗刻不容缓、患者尿液过少等原因,有时无法获得可供检测用的尿液;如能在就诊初至治疗实施前就已留有备检尿样,无疑大有帮助。实在难以判断时,可测中心静脉压了解容量状况,必要时可在密切观察下快速补入250 ml生理盐水,根据临床反应做出判断。

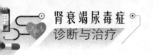

急性肾小管坏死如何与重症肾小球疾病、急性间质性肾炎鉴别

　　急性肾小管坏死(ATN)和重症肾小球疾病[重症急性肾炎(AGN)、急进性肾小球肾炎(ARPGN)、血管炎肾损害等],两者在病史、体征与实验室检查结果上有所不同,故在典型病例中不难区分。如遇表现相近者,鉴别不易;病程观察极有帮助,但需假以时日;肾活检显然可使真相大白,但在危重抢救期间却难以实施。因此,对怀疑有重症肾小球疾病者,应当积极创造条件,争取尽早做肾活检以明确诊断,以免失去治疗肾炎的关键时机。虽然急性间质性肾炎常有肾外表现,但在许多情况下,急性间质性肾炎和 ATN 在病因与临床表现等方面都很接近,靠临床常不易鉴别,故肾活检的意义重大。

急性肾衰竭与慢性肾衰竭如何鉴别

　　两者在病因、基础疾病、临床特征、病程长短、肾脏大小、贫血、钙磷代谢异常、夜尿增多、尿相对密度(比重)下降和指甲肌酐(Cr)测定等许多方面都可有所不同,但比较重要的临床线索只有两条,即肾脏大小和贫血。急性肾衰竭(ARF)者肾脏常增大,慢性肾衰竭(CRF)肾脏常缩小;除非失血,ARF 不常有贫血或贫血不重,而 CRF 则难得有不贫血者。当然,最可靠的鉴别是肾活检的病理证据。比较困难的是在原有 CRF 的基础上重叠发生 ARF,一般认为肾功能内生肌酐清除率(Ccr)从原水平突然快速下降 30%,可考虑重叠发生 ARF,但这必须结合临床表现来判断,单凭数据容易出错。

急性肾衰竭的透析指征是什么

紧急透析指征包括:

(1) 急性肺水肿、充血性心力衰竭和脑水肿。

(2) 血钾≥6.5 mmol/L 或心电图有高钾图形。

其他应开始透析指征:

(1) 少尿或无尿 2 日以上。

(2) 尿毒症症状严重,出现嗜睡、昏迷、抽搐、癫痫样发作等神经精神症状。

(3) 高分解代谢型急性肾小管坏死。

(4) 明显体液潴留。

(5) 严重酸中毒,动脉血 pH<7.25 或 HCO_3^-<15 mmol/L 或 CO_2CP<13 mmol/L。

(6) 血尿素氮(BUN)≥17.8 mmol/L,血肌酐(Cr)≥442 μmol/L。

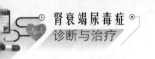
急性肾衰竭为何强调早期、充分透析

根据文献报道与我们的经验,透析开始早晚将明显影响并发症的发生率和严重性,直接影响预后;例如,血尿素氮(BUN)在 26 mmol/L(75 mg/dl)前与 53 mmol/L(150 mg/dl)后开始透析,死亡率就明显不同,但也不宜过早,因为接受透析治疗还是对患者有一定的创伤与消耗,所以应严格掌握透析指征。

急性肾衰竭(ARF)时水和代谢废物急速积聚,机体内环境极不稳定,各系统功能严重受损,透析的目标之一是重建比较稳定的内环境,让各系统包括肾脏能有机会尽快恢复正常或接近正常的功能,以挽救生命。要达到这一目标就需要充分透析,多少才算充分,这需要依据水和代谢废物积聚的速度和量,以及所选用透析方法的能力来决定。特别对于高分解代谢型急性肾小管坏死(ATN)通常需要每天透析,甚至先连续不间断地透析数日至周余,再改用间隔透析。可供选择的透析方法很多,如血液透析、腹膜透析、连续性肾脏替代疗法(CRRT)等,各有特点,其选择首先依据患者临床情况,其次取决于医院条件和医师经验,从中选出最适方案,并适时调整。一般透析要持续至多尿期的最初几天。

急性肾小管坏死的预后如何

急性肾小管坏死(ATN)是内科危重病症之一,自 1943 年血液透析应用于 ATN 的临床治疗以来,挽救了无数的生命。近 70 年来,透析技术取得了长足的进步,相关学科与技术也均有迅猛的发展,但 ATN 的病死率却并没有明显降低,迄今仍徘徊在 50%～60%。所幸的是内科和产科病因的 ATN 病死率已降至 40% 以下,而严重创伤与感染、外科大手术(如主动脉手术、心脏直视手术)后的 ATN 病死率仍居高不下,达 60%～70%,这与技术不断发展有关,因为在这些高难度手术未开展前,患者还未发生急性肾衰竭(ARF)就已过世。在病死的 ATN 患者中,主要死因已非 ARF 本身,而是原发疾病和并发症,特别是多脏器功能衰竭和呼吸功能衰竭。存活者大多痊愈,仅不足 3% 的 ATN 患者,将残留永久肾功能损害,最后可发展为尿毒症。

何谓造影剂肾病

使用造影剂 48 小时内血肌酐(Cr)增高 $>44.2\ \mu mol/L$ 或较造影前增高 25% 者,称为造影剂肾病;如 48 小时内 Cr 增高 $>88.4\ \mu mol/L$ 者,则称为急性肾衰竭(ARF)。目前临床所用的造影剂多为含碘有机化合物,分离子型和非离子型两类,多为高渗溶液,亦有相对低渗和等渗的;高渗离子型的如泛影葡胺、相对低渗非离子型的如碘海醇(欧乃派克)和等渗非离子型的如碘克沙醇(威视派克)。危险因素涉及造影剂种类(一般认为相对低渗和等渗非离子型最安全,高渗离子型最不安全)、剂量、使用方法(动脉给药比静脉给药不安全),原有肾病、糖尿病、低血容量状

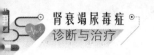

态、心力衰竭、肝硬化、高血压、多发性骨髓瘤、高尿酸血症、使用血管紧张素转换酶抑制剂(ACEI)和非类固醇抗炎药(NSAID)等。发病机制未明,可能与造影剂使肾髓质缺血、红细胞形态与功能改变、影响微循环、直接损害近端肾小管上皮细胞、增加氧自由基(损伤细胞)、阻塞肾小管及引发变态(过敏)反应等有关。临床表现通常轻微,少数呈少尿型或非少尿型 ARF;常在 24 小时内 Cr 开始升高,48 小时抵峰值。血 Cr 低于 265.2 μmol/L 者,7~10 天降回基线;少尿型者多在 5 天内进入多尿期。防治要点包括:掌握造影指征,造影前后 12 小时补充盐水 1 ml/(kg·h) (1 000~1500 ml),造影前 48 小时停用可诱发本病的药物,包括糖尿病所服的二甲双胍等,造影后补充水分,24 及 48 小时随访血 Cr 和观察尿量等。

什么是慢性肾衰竭,如何分期

慢性肾衰竭(CRF)是由各种慢性肾脏疾病(CKD)引起的进行性肾功能损害,以各系统受累和代谢紊乱为特点的临床综合征。由此可知,CRF、CKD、终末期肾病(ESRD)或尿毒症都不是一个独立的疾病,而是各种慢性肾脏疾病发展到后期所共有的一个临床综合征;它可以累及消化、心血管、呼吸、血液、神经、内分泌与代谢、骨骼与运动、皮肤等系统,糖类、蛋白质、脂肪、水,钠、钾、钙、磷、镁、氯、碳酸氢根等电解质和碱基,铁和锌等微量元素,活性维生素 D 等维生素,肾素与促红细胞生成素等激素的代谢。英语尿毒症一词 Uremia,源于希腊语,由词头 Ure-(意思是"尿")和词尾-mia(意思为"血症")组成,所以 Uremia 的本意是在血液中存在尿及其毒素,并由此引起的综合征。起名虽已年代久远,但却很形象地描绘了尿毒症的本质,故沿用至今。

CRF 的传统分期方法是:

(1) 肾功能不全代偿期:内生肌酐清除率(Ccr)>50%,肌酐(Cr)<133 μmol/L,无症状。

(2) 肾功能不全失代偿期,又称氮质血症期:Ccr 25%～50%, Cr 133～221 μmol/L,可有轻度贫血等症状。

(3) 肾衰竭期(尿毒症早期):Ccr 10%～25%, Cr 221～442 μmol/L,出现夜尿、贫血、胃肠道症状、轻度代谢性酸中毒、低钙高磷等症状。

(4) 肾衰竭晚期(尿毒症晚期):Ccr<10%,Cr>442 μmol/L,出现明显或严重的系统症状和代谢紊乱。Ccr<5 ml/min 又称终末期尿毒症。

进入失代偿期及以后各期又可统称为终末期肾病(ESRD)。

什么是慢性肾脏疾病,如何分期

1999 年提出慢性肾脏疾病(CKD)概念,指持续 3 个月或以上,有病理、影像、血和尿检验证据的肾脏结构或功能损伤;和(或)持续 3 个月或以上,肾小球滤过率(GFR)<60 ml/min 者。这个概念相对宽泛,涵盖了大量有 3 个月或以上病程的、有慢性

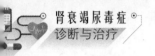

肾脏损害或 GFR 轻度下降证据的所有患者,提示其可能发展为终末期肾病(ESRD),应予重视和预防。CKD 共分 5 期。

(1) 1 期:肾功能正常

GFR≥90 ml/(min·1.73 m²);

(2) 2 期:肾功能轻度下降

GFR 60~89 ml/(min·1.73 m²);

(3) 3 期:肾功能中度下降

GFR 30~59 ml/(min·1.73 m²);

(4) 4 期:肾功能重度下降

GFR 15~29 ml/(min·1.73 m²);

(5) 5 期:肾衰竭

GFR<15 ml/(min·1.73 m²)。

我国近年统计,CKD 的年发病率为 2‰~3‰。

与传统分期相比,CKD 分期将原肾功能不全代偿期划分为 2 期,特别是将病程超过 3 个月伴有形态或实验室证据各种肾脏病都包含在内,提早警示有向 ESRD 发展的趋势;各期 CKD 的分期标准比慢性肾衰竭(CRF)的分期标准提高了 5~10 ml/min,更符合现在公认的不同治疗手段的起用时机,这种改变反映了现代治疗观念不仅是为了延续生命,而且也是为了能提供更好的生活质量。

怎样通过血肌酐求得肾小球滤过率

由于临床大量使用肾小球滤过率(GFR)来评判肾功能状

态,而标准的肾清除率试验要留取 24 小时尿,也相当麻烦;如患者无尿就无法测定,其实此时清除率也未必就是零;内生肌酐清除率(Ccr)与标准的菊粉清除率还有区别;清除率标准化还要用体表面积校正,而后者要经过烦琐的计算求得或由许氏体表面积表中查获,总之有许多不便之处,影响广泛使用。因此,人们一直想找一些方便而又较可靠的办法来获得 GFR。经过大量的实验和科学的数理统计方法推演,找出了十余种规律并总结成算式,其中最简便的是 Cockcroft-Gault 公式:即 GFR(ml/min)=$[(140-年龄)\times体重(kg)]\times0.85(女性)/[SCr(mg/dl)\times72]$。式中 Cr 单位是 mg/dl(Cr:1 mg/dl=88.4 $\mu mol/L$),需要换算。女性需乘以 0.85,男性不必乘。此式较适合成人,不适合儿童。此式使用的参数(变量)主要是体重、年龄和性别,是极易获得的信息;运算方式又是最简单的算术运算,不需要指数和幂的运算,故易为人们掌握;模拟评价吻合度较高,故被国内外普遍采用。当然,计算所得与实际测定相比,应该是实际测定更准确些,除非特别需要,估计没有什么人愿意删简就繁。

慢性肾衰竭的发病率有多高

慢性肾衰竭的发病率和患病率逐年增高,前者主要因为平均寿命延长和疾病谱的改变,而后者则因治疗技术的进步,使患者得以延年。据统计,全球年发病率为 98～198/100 万人口,但这可能是个很保守的数字。以美国 1980 年和 2003 年统计的终

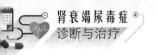

末期肾病(ESRD)年发病率为例,分别为 84/100 万人口和 283/100 万人口,患病率则分别为 338/100 万人口和 1 496/100 万人口,23 年中分别增加了 2.4 倍和 3.3 倍。我国的发展趋势也大致如此。

肾衰竭尿毒症病死率很高吗

目前,尿毒症仍是人类十大死因之一。据统计,目前我国肾衰竭尿毒症的年死亡率近 300/100 万人口。由于种种原因,部分患者尚未进入透析治疗就已死亡,进入透析后的年死亡率大约为 15%。死亡原因以心血管疾病、脑血管意外和感染居前三位。

慢性肾病进行性发展的共同机制是什么

各种原因的慢性肾脏疾病与损害最终都走向慢性肾衰竭(CRF),如同人都会衰老一般;但不同疾病的进展速度并不相同,如同人寿命长短各不相同一样,这提示存在一个共同机制。从早年的健存肾单位理论发展至今已有十余种学说,虽然它们都有令人信服的证据,但遗憾的是无一可以涵盖全貌,只能是相互补充。要把它们解释清楚则过于复杂,仅将它们的名称简列于后:①肾小球高滤过说;②矫枉失衡说;③肾小管高代谢说;④蛋白尿说;⑤脂代谢紊乱说;⑥酸中毒矫枉失衡说;⑦蛋白质饮食的影响;⑧肾间质缺氧;⑨尿毒症毒素说;⑩多种细胞介质与生长因子等。根据这些学说，我们有了不少治疗尿毒症的方法，当然并不能根治，但确可延缓发展。正如我们虽然无法长生不老，但我们还是能设法延年益寿。

慢性肾衰竭的主要病因有哪些

慢性肾衰竭(CRF)的病因众多，包括各种原因所致的原发性和继发性慢性肾脏疾病与损害，以及一些遗传性肾脏病。从分类叙述角度来说，原发性肾脏病中以慢性肾小球肾炎、慢性肾盂肾炎、慢性肾小管间质性疾病为最多见。继发性肾脏病中以糖尿病肾病、高血压肾小动脉硬化症、狼疮性肾炎、结节性多动脉炎、多发性骨髓瘤、尿酸性肾病、药物或毒物中毒为多见。遗传性肾脏病中以常染色体显性遗传多囊肾病为多见。各种原因所致的尿路机械性或动力性梗阻，如前列腺肥大、双肾铸状结石、尿道狭窄和神经源性膀胱等。

从 CRF 病因构成占比的角度来看，在不同地域、种族、年龄中有所不同。例如美国 2003 年报道 CRF 病因中以糖尿病肾病为最，占 57%；高血压肾小动脉硬化症居次，占 23%；肾小球肾炎居其后，占 5%。此与美国 1980 年时的人口构成有很大变化，当时以肾小球肾炎、高血压肾小动脉硬化症和糖尿病肾病为序。这显示了因寿命延长、高龄人群增多、生活方式与习惯改变、疾病防治水平提高等所带来的深刻变化。2004 年，我国上海市的统计中，仍以肾小球肾炎居首，但占比已降为 52.4%；糖尿病肾

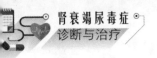
病第二,占 13.7%;高血压肾小动脉硬化症第三,占 11.1%。与
1998 年统计相比,糖尿病肾病上升最快。以上资料说明中美两
国疾病谱改变的趋势相似,但在程度上仍有较大不同。如以年
龄区分,则年轻人以肾小球肾炎为多,老年人以糖尿病肾病和高
血压肾小动脉硬化症为多。

什么是慢性肾小球肾炎

　　慢性肾小球肾炎(CGN)简称慢性肾炎,是指各种病因引起
的以双侧肾小球弥漫性或局灶性炎症或非炎症性改变为病理特
征的,以起病隐匿、病程冗长、发展缓慢为病程特点的一组原发
性肾小球疾病的总称。以青壮年好发,男性多于女性。病因众
多,发病机制复杂。一般认为在病原体感染后或在未知原因下,
通过免疫和非免疫机制、炎症反应等环节而引起本病。仅约
10%患者可推测由急性肾小球肾炎(AGN)转变而来。临床表现
为慢性肾炎综合征,即可有不同程度的水肿、高血压、蛋白尿和
血尿,缓慢发展,最终进入肾功能不全。不同病理类型的 CGN,
其病因、发病机制、首发症状与临床表现、治疗方案、病程和转归
都不尽相同。由于目前根治或治愈本病几无可能,故以症状改
善、使实验室检查正常或趋于正常、劳动力恢复、保有较高生活
质量为治疗目标,以保存肾功能和延长生命的时间长短来评价
疗效。由于不同病理类型的 CGN,其转归差异极大,所以治疗方
案设计和疗效评价均以病理诊断为基础。

慢性肾小球肾炎有哪些主要的病理类型

最常见的有：①系膜增生性肾小球肾炎（MsPGN），包括弥漫性和局灶性，可分 IgA 肾病及非 IgA 肾病两类；②系膜毛细血管增生性肾小球肾炎（MCPGN），又称膜增殖性肾炎（MPGN）；③膜性肾病（MN）；④微小病变肾病（MCD）；⑤局灶节段性肾小球硬化症（FSGS）等数种。

慢性肾小球肾炎常有哪些临床表现，可分哪些临床类型

慢性肾小球肾炎（CGN）常有蛋白尿、血尿、水肿、高血压和肾功能损害等表现；在慢性进行性的病程中病情可有波动，如急性发作。其进展速度与病理类型、是否及时诊治、疗法选择、患者依从性、诱因与加重因素（如感染）的防治及肾毒性药物应用等因素有关。

临床类型常分为：①普通型：以持续轻度尿常规检查异常、偶有轻度水肿、血压正常或偏高、肾功能损害不明显为临床表现，以轻度系膜增生、局灶节段性系膜增生性肾小球肾炎和轻度膜增殖性肾炎（MPGN）为多见。②肾病型：以肾病综合征（NS）为特点；以微小病变肾病（MCD）、膜性肾病（MN）和膜增殖性肾炎（MPGN）、局灶节段性肾小球硬化症（FSGS）和弥漫性系膜增

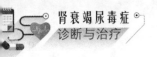

生性肾小球肾炎(MsPGN)为多见。③高血压型:以普通型伴中度高血压为特征,可伴眼底改变及视力障碍、严重高血压等;以FSGS、MPGN为多见。④混合型:临床上兼有上述几型特点;以严重弥漫增生伴间质纤维化、FSGS和弥漫性肾小球硬化等为多见。⑤急性发作型:指在感染等诱因下,在原本平稳的病情基础上突然发生急性肾炎综合征表现。

什么是慢性肾小球肾炎氮质血症

从慢性肾小球肾炎(CGN)进入肾功能减退的过程中,部分患者经治疗后肾功能改善且较稳定,另一部分患者则走向尿毒症。前者称慢性肾炎氮质血症,提示存在可逆性因素。常见的原因有:①肾前性因素:如各种原因的心排血量下降,包括降压不当、心脏疾病等;②应用影响肌酐(Cr)测定的药物:如西咪替丁、长效磺胺和甲基多巴等;③其他加重因素:如感染、劳累、妊娠分娩、血压增高、高凝状态、病理转型等,如判断正确并积极施治,部分患者可有一个为期不短的改善期。

影响慢性肾小球肾炎进展速度的因素有哪些

影响慢性肾小球肾炎(CGN)进展速度(预后)的因素主要有:
(1) 病理因素　病理改变不同,预后不同。如单纯轻度系膜增生性肾小球肾炎(MsPGN)预后比重度 MsPGN 及膜增殖性肾炎(MPGN)预后好,MPGN10 年内进入慢性肾衰竭(CRF)者可达 50%;膜性肾炎(MN)进展较慢,其预后中等,5 年内进入 CRF 者较少;局灶节段性肾小球硬化症(FSGS)预后较差,10～20 年后多进入尿毒症。此外,影响预后的病理因素还有:①新月体形成越多,预后越差;②肾内血管病变明显及严重者预后差;③伴有间质纤维化和(或)肾小管萎缩者预后差等。

(2) 临床因素　①起病前有溶血性链球菌感染史者较无链球菌感染史者预后好,继发于全身性疾病且病因不易去除或该疾病难以控制者预后较差;②患者仅有蛋白尿和(或)血尿,无其他临床症状者预后较好;③伴严重高血压或高血压加重(恶化)较快者预后较差,药物能满意控制血压者预后相对较好;④治疗后尿蛋白量较多者比尿蛋白量少或正常者预后差;⑤伴有未经控制或难以控制的高尿酸血症、高脂血症和高血糖者预后差;⑥起病就医时肾功能已受损者预后差,经治疗干预后血氮质潴留不改善或改善不多和(或)维持时间不长者预后差;⑦病程中有频繁急性发作、频发感染、劳动负荷过大者预后较差;⑧水肿、贫血明显者预后较差;⑨不能接受治疗者或治疗反应不佳者预后差。

什么是慢性肾盂肾炎

以往曾将病程超过 1 年,反复发作的肾盂肾炎或反复发作的尿路感染(UTI)伴肾功能损害的,称为慢性肾盂肾炎(CPN),现

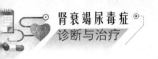

已被证明是不正确的。研究表明,急性肾盂肾炎(APN)反复发作后只有极少数会演变成CPN,与病程长短并无关系。现时的诊断标准为:应有肾脏瘢痕及与瘢痕位置对应的肾盏变形,有肾小管间质功能损害或肾小管间质功能损害甚至肾脏滤过功能损害,有尿路感染的病史和(或)尿路感染细菌学证据。研究表明能符合上述标准的主要有:①膀胱输尿管反流,占儿童CPN的绝大多数和成人CPN的50%;②尿路梗阻;③伴或不伴感染的镇痛剂肾病;④非感染性急性肾乳头坏死等。因此,CPN可分为三种临床类型:即反流性CPN(反流性肾病)、梗阻性CPN(伴感染的梗阻性肾病)和特发性CPN(原因不明的CPN)。反复发作的UTI患者中,无论伴或不伴肾功能损害,如能证实存在前述结构和(或)功能异常者,即能确诊为CPN。由于CPN时双肾受累明显不一,有时一侧肾可完全正常,所以不可能靠肾活检诊断,只能以影像学证据为标准;当影像学证据不足时,可结合肾小管功能改变、病史、尿液、尿细菌学证据诊断,并与肾小管间质疾病鉴别。CPN最终会发展成慢性肾衰竭(CRF),但进程通常缓慢。

何谓慢性间质性肾炎

慢性间质性肾炎(CIN)是指以肾小管萎缩、间质纤维化和细胞浸润为病理特征,以隐匿起病、缓慢进展成慢性肾衰竭(CRF)为临床特征的一组临床病理综合征。常见病因有:①药物:如镇痛剂、非类固醇抗炎药(NSAID)、硝基脲类抗肿瘤药、顺铂、异环磷酰胺、环孢素 A(CsA)、锗制剂、锂盐和部分中药等;②重金属:如铅和镉等;③血管疾病:如高血压、栓塞性疾病和放射性肾炎等;④梗阻:梗阻性和反流性肾病等;⑤代谢疾病:如高钙血症和(或)高钙尿症、肾钙质沉积症、高尿酸血症和高尿酸尿症、低钾血症、高草酸尿症和胱氨酸尿病等;⑥免疫疾病:如狼疮性肾炎(LN)、移植肾排异、干燥综合征、结节病和血管炎等;⑦肉芽肿病:如结节病和韦格纳肉芽肿等;⑧感染:如细菌、结核、真菌和病毒等直接感染,软化斑和黄色肉芽肿性肾盂肾炎等;⑨血液病:如多发性骨髓瘤、轻链病、浆细胞病、镰状血红蛋白病、阵发性夜间血红蛋白尿症和淋巴瘤等;⑩地方病:如 Balkan 肾病;⑪遗传性:如多囊肾病、髓质囊肿病和线粒体突变等;⑫其他:如急进性肾小球肾炎、缺血性肾病、老年肾和体外冲击碎石等。本组疾病的临床特点为隐匿起病,多以肾衰竭症状就诊,75%患者就诊时内生肌酐清除率(Ccr)<50 ml/min, 33%患者 Ccr<15 ml/min。常有小管性蛋白尿,通常<2 g/d, 25%有肾性糖尿,28%尿培养阳性,可有夜尿、低尿酸血症、肾小管性酸中毒(RTA)等肾小管功能异常和较严重的贫血,50%有高血压。患者常逐渐进入终末期肾病。

何谓镇痛剂肾病 ⊃

镇痛剂肾病是指长期服用镇痛剂引起的慢性间质性肾炎,可伴肾乳头坏死,缓慢进入终末期肾病的疾病。终止镇痛剂应

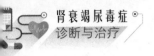
用,可减缓或停止病程进展。所谓镇痛剂是指非那西丁、对乙酰氨基酚(扑热息痛)和阿司匹林的组合使用。单用阿司匹林对原无肾病者并无损害作用,合用非那西丁和对乙酰氨基酚可明显增加肾毒性。单独使用对乙酰氨基酚,肾毒性并不大,即使已有肾病或肾衰竭,偶尔使用也无妨。现时临床诊断的最低剂量与时限标准为:每日 1 g,连续使用超过 2 年。本病以中年女性多见,早期无症状或夜尿增多,继而出现无菌性脓尿、远端肾小管酸中毒、脱水、高血压,可有坏死肾乳头脱落(可有血尿和肾绞痛),最后出现肾小球硬化、蛋白尿和肾衰竭。

何谓中草药肾病

　　一般所谓中草药肾病是指马兜铃酸肾病,指服用含马兜铃酸的植物药或其制品所引起的肾损伤性疾病。此药进入人体后的代谢物主要蓄积在肾脏,大剂量可引起急性肾小管坏死(ATN),停药后恢复颇慢,部分残留造成永久损害。小剂量长期服用引起慢性肾衰竭(CRF),以慢性间质性肾炎(CIN)和进行性肾衰竭为特点,停药不能阻挡其发展;长期更小剂量服用者亦可出现肾小管功能异常,如肾小管性酸中毒(RTA)、Fanconi 综合征等。本病可伴有主动脉瓣关闭不全、输尿管周围纤维化,可引起肾积水和多发泌尿系和消化系恶性肿瘤等。目前尚无特效治疗。其他可致肾损害的中草药尚有多种。听信传言盲目滥用偏方、秘方治疗,有一定的潜在危险性。

什么是糖尿病肾病

糖尿病肾病(DN)是糖尿病最常见的并发症之一,也是糖尿病患者死亡的主要原因之一。有30%～40%的糖尿病患者在病程中出现肾损害,5%的2型糖尿病患者在确诊时已有肾损害。中国无论是糖尿病还是DN的发病率都低于西方国家,但此病增长很快。据1996年统计,我国糖尿病患者已达总人口数的3.2%,约4 000万人;因DN引起的终末期肾病(ESRD)已占肾衰竭患者总数的13.2%,透析治疗后5年生存率仅50%,远低于其他病因的肾衰竭,说明预后不良。1型和2型糖尿病都会引起DN。1型糖尿病患者(包括隐性无症状的)30年内累计DN发生率为40%,其中显性(有症状的)者10年内DN发生率即达50%,20年内75%发展为ESRD;有微量白蛋白尿的,若每年尿白蛋白增加10%～20%,10～15年发展成DN。2型糖尿病患者10年后仅20%～25%出现微量白蛋白尿。由于糖尿病患者中2型糖尿病占90%,所以临床DN仍以2型糖尿病患者为多见。

糖尿病肾病有哪些临床表现,如何进行分期

1型糖尿病所引起的糖尿病肾病(DN)可分5期:

(1) Ⅰ期,肾小球高滤过期:肾小球滤过率(GFR)增高,尿白

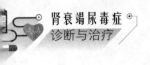

蛋白排泄率(UAE)正常(<20 μg/min,<30 mg/d)。本期改变有可逆性。

(2) Ⅱ期,正常白蛋白尿期:GFR 稍增高,UAE 正常,应激时可增高。本期改变还有可逆性。

(3) Ⅲ期,微量白蛋白尿(早期 DN)期:GFR 正常,UAE 20~200 μg/min,尿常规检查无蛋白尿,尿蛋白定量<0.5 g/d。本期改变仍有一定的可逆性。

(4) Ⅳ期,大量蛋白尿(临床 DN)期:GFR 为 20~90 ml/min,每年下降速度为 2~20 ml/min,平均下降 12 ml/min;UAE>200 μg/min,尿蛋白定量>0.5 g/d,可出现肾病综合征。积极控制血糖、血脂和血压仍有减缓发展作用。

(5) Ⅴ期(肾衰竭期):GFR<20 ml/min,可有高血压和尿毒症相关症状,UAE 可减少。本期不可逆,可开始透析治疗。

其中Ⅰ期和Ⅱ期为临床前期,Ⅲ期及以后为临床期 DN。

2 型糖尿病的 DN 分期与此相似,唯高血压更多见。由于 2 型糖尿病 DN 的临床前期难以被发现,故仅分为早期、临床期和晚期 3 期,分别相当于上述分期中的Ⅲ期、Ⅳ期和Ⅴ期。

微量白蛋白尿是诊断 DN 的重要证据,但有糖尿病和微量白蛋白尿还不一定都是 DN,必要时应做肾活检证实。

糖尿病肾病多久会发展成尿毒症

糖尿病肾病(DN)一旦进入临床蛋白尿期(尿蛋白定量超过

0.5 g/d),预后不良;其肾功能将进行性下降;约 25% 的患者在 6 年内,50% 的患者在 10 年内,75% 的患者在 15 年内发展为终末期肾病(ESRD),从出现蛋白尿到死于尿毒症的平均时间为 10 年,尿蛋白>3.0 g/d 者多在 6 年内死亡。死因主要为心血管并发症,比正常人高 37 倍。主要的危险因素有:遗传、种族、年龄、高血压、糖尿病控制不佳、高血脂、眼并发症、胰岛素耐受等。蛋白尿是一独立危险因素,2 型糖尿病患者伴蛋白尿者,10 年累计病死率达 70%,而不伴蛋白尿者仅为 40%。吸烟是另一个危险因素,吸烟者伴蛋白尿为 19%,不吸烟者仅 8%。另外,年龄以 26~45 岁组病死率最高;病理则以弥漫型小结节型 DN 最易进展至尿毒症。

什么是高血压肾病

3~10 年病程、控制不佳的原发性良性高血压即可引起良性肾小动脉硬化症(又称高血压肾损害或高血压肾病)的病理改变,10~15 年便可出现临床症状。临床上首先出现尿浓缩障碍,表现为夜尿和低密度尿。以后出现轻度尿常规检查异常,最后发展至终末期肾病(ESRD),同时可出现眼底改变和心、脑并发症。防治以降压为要,务使其达标,即<130/90 mmHg;本病不仅可预防,即便已发生,也能减缓其发展。

恶性高血压所致肾损害称恶性肾小动脉硬化症。63%~90% 的恶性高血压患者发生本病。病程进展常十分迅速。患者

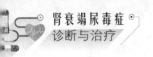

多有血尿、蛋白尿、管型尿和白细胞尿,常有眼底特征性改变,严重心、脑血管并发症,可于数周至数月内进入 ESRD。

什么是缺血性肾病,有哪些病因

缺血性肾病是指因肾动脉主干及其主要分支狭窄引起的肾血流动力学改变,使肾小球滤过率(GFR)下降和肾功能减退的慢性肾病。病因包括:动脉粥样硬化、纤维肌性发育不良、大动脉炎、肾小动脉硬化、胆固醇栓、肾动脉栓塞、肾血管炎、微血管病和移植肾动脉狭窄等。虽然高血压是本病最重要也是最主要的表现,但有 1/3~1/2 患者并无高血压。其他临床表现与高血压肾病相似。本病在西方国家较多见,占终末期肾病(ESRD)中的 11%~20%,我国也正在迅速增加中。

什么是狼疮性肾炎

系统性红斑狼疮(SLE)是一种累及多系统、多器官(如皮肤、关节、肺、肾、肝、心、血管、神经系统和浆膜腔等)的自身免疫病,并以产生多种抗核抗体为显著特征。发病机制与免疫复合物形成有关。男女之比约为 1:9,以青年女性为最,发病高峰在 15~35 岁,但亦可见于儿童及老年人。我国患病率高于西方国家,约为 70/10 万人口,且在海外华裔人群中,患病率亦较高,提示可能与遗传因素有关。SLE累及肾脏即为狼疮性肾炎(LN),75%以上的SLE都有程度不等的肾损害临床表现,如加上有病理损害证据而无临床症状者,发生率几近全部。

LN的病理多样性决定了它的临床多样性,从无症状到轻微尿常规检查异常、肾病综合征(NS)、急性肾炎综合征、慢性肾炎综合征、急进性肾炎综合征、急性间质性肾炎(AIN)、急性或慢性肾衰竭都可发生。通常随肾功能逐步减退,活动也趋于静止。

目前,LN的5年和10年生存率已达90%和85%以上。但LN仍是SLE的主要死亡原因,其预后与下列因素有关:①年轻男性,肾衰竭发生率高;②病因:药物引起的"狼疮样综合征"预后好,病因不明者预后差;③病理类型:Ⅰ型、Ⅱ型预后好,Ⅲ型(5年肾存活率75%~95%)和Ⅴ型尚可,Ⅳ型最差;④病变活动程度:持续活动或反复复发者,预后差;⑤氮质血症缓慢进展预示慢性不可逆肾衰竭的来临,而肾功能迅速恶化,病情虽凶险但常有逆转的可能;⑥持续低补体血症,预后差;⑦治疗:早期治疗,充分控制活动,均直接影响预后;⑧不接受治疗、自行停药或减量、合并严重感染者预后差。

何谓紫癜性肾炎

过敏性紫癜是以皮肤紫癜和含IgA的免疫复合物在组织中沉积为特征;以皮肤、胃肠道、关节及肾受损害为临床表现的一种系统性血管炎。本病多发于儿童,有20%~50%累及肾,称紫

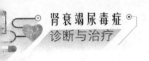

癜性肾炎,其严重程度与肾外损害的严重程度并不一致。成人肾累及的比例高于儿童,程度也更重。过敏(包括乳类、蛋、鱼、虾、蟹及蛤等食物和药物等)与感染(包括链球菌、衣原体、病毒和寄生虫等)可能是本病的病因,但要确切证实则不易。本病与IgA肾病十分相似,可能有相同或相似的发病机制。

有25%~60%的过敏性紫癜患者有紫癜性肾炎的临床表现,但肾活检显示90%以上的过敏性紫癜患者有不同程度的肾损害。紫癜性肾炎直接影响过敏性紫癜的预后,如可因急进性肾小球肾炎(ARPGN)致死或缓慢进展至终末期肾病(ESRD)。在小儿ESRD病因占比中,紫癜性肾炎占5%~28%。因肾受累程度不一而临床表现各异,轻重相差甚远。轻者仅镜下血尿;部分呈急性肾小球肾炎(AGN)样改变,稳定后尿常规检查异常仍可持续很久;部分表现为肾病综合征(NS);极少数呈ARPGN改变,即使度过急性期,部分患者终将进入ESRD。临床表现与病理类型和预后有一定相关性:①肉眼或镜下血尿,伴或不伴轻微蛋白尿,发生肾衰竭危险性<5%;②血尿伴持续蛋白尿,发生肾衰竭危险性约15%;③急性肾炎综合征,发生肾衰竭危险性约15%;④NS,发生肾衰竭危险性约40%;⑤肾炎型NS(同时有肾炎和NS表现),发生肾衰竭危险性约50%;⑥ARPGN,发生肾衰竭危险性>50%。

什么是尿酸性肾病

人类嘌呤代谢的终产物为尿酸(UA),当UA血浓度超过正常即为高尿酸血症,如达到过饱和程度便会向组织析出结晶并沉积引起损伤,主要累及关节、血管、皮肤和肾脏。关节炎最常发生在趾关节,有疼痛并可变形,故又称痛风性关节炎;血管损伤常引起高血压;皮肤损害常在末梢部位和肢体远端关节周围,形成"痛风石"沉积于皮下,可破溃经久不愈;尿酸性肾损害即广义的尿酸性肾病,包括尿酸性结石、慢性间质性肾炎(CIN)和急性尿酸性肾病等;后两种即为狭义尿酸性肾病,又称痛风肾。如尿中 UA 增多,称高尿酸尿症,可单独或与高尿酸血症合并存在。

发展成慢性肾衰竭(CRF)的主要是慢性尿酸盐肾病。40 岁以上男性多见,男:女为 20:1;常隐匿起病,尿酸盐沉积引起肾间质炎症和纤维化、肾小球硬化,病初尿沉渣检查多正常,以后可有肾小管性蛋白尿、夜尿,10～20 年内发展为终末期肾病(ESRD);以血 UA 增高甚于血肌酐(Cr)增高为特征。此外,大剂量放、化疗治疗恶性肿瘤时可引起肿瘤溶解综合征,造成急性尿酸性肾病,血中 UA 急剧增高,引起急性间质性肾炎(AIN)、双侧尿路阻塞而发生急性肾衰竭(ARF)。高尿酸血症还可引起或加重高血压,由后者引起肾衰竭。

继发性高尿酸血症多见于肾衰竭,后者使前者加剧,前者使后者恶化。

痛风患者的饮食应注意哪些事项 ⟜

(1) 粮食类(糖类),如米、面等,并无妨碍。

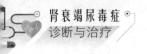

（2）蛋白质类，如瘦肉、禽类，煮沸去汤后可食用；不吃炖肉或卤肉；牛奶和鸡蛋影响较小，摄入量<0.8 g/(kg·d)为宜。

（3）少吃脂肪，脂肪不利尿酸排泄。

（4）多饮水，包括碱性饮料，以2 000～3 000 ml/d为宜。

（5）禁酒，酒极易诱发痛风发作，尤其啤酒。

（6）限制摄入富含嘌呤的食物。

如何区分食物中嘌呤含量

根据嘌呤含量，可将食物分为四类：

（1）低嘌呤（每100 g含嘌呤<50 mg）食物，为痛风患者可进之食品。如：①五谷类：米、麦、高粱、玉米、马铃薯、甘薯、面粉、通心粉等；②蛋类：鸡蛋、鸭蛋、皮蛋；③乳类：牛奶、乳酪；④饮料：汽水、可可、麦乳精、果汁、茶、蜂蜜；⑤零食：巧克力、果冻；⑥其他：各种水果、蔬菜和油脂。

（2）中嘌呤（每100 g含嘌呤50～150 mg）食物，为痛风患者限进之食品。如：鸡肉、猪肉、牛肉、羊肉，鱼、虾、螃蟹；各种豆类及其制品；笋干、金针、花生、腰果、芝麻等。

（3）高嘌呤（每100 g含嘌呤150～500 mg）食物，为痛风患者忌进之食品。如：豆苗、黄豆芽、菜花、紫菜、香菇、乌鱼、鲨鱼、鳕鱼、海鳗、动物内脏、蛤蚌、干贝、带鱼、鳊鱼干、沙丁鱼、牡蛎、鲢鱼、鸡汤、肉汤等。

（4）极高嘌呤（每100 g含嘌呤>500 mg）食物，为痛风患者禁进之食物。如:小鱼干、乌鱼皮、酵母粉等。

何谓常染色体显性遗传多囊肾病 ⊃—

　　常染色体显性遗传多囊肾病(ADPKD)多发病于成年人,故曾称成人型多囊肾病。遗传规律为常染色体显性,即父母一方患病则子女有50%的患病机会。遗传基因已查明两个,分别涵盖85%和15%的患者,另有第三个基因,现还在研究中。本病发病机制相当复杂,尚未完全明了。囊肿主要来源于集合管,但也可以来自肾单位的任何部分;随时间推移囊肿不断发生、增多和增大,使肾脏增大和压迫正常肾组织而引发症状和并发症,最终进入终末期肾病(ESRD)。

　　临床表现甚为多样。常可扪及肿大的肾脏,可有尿常规检查异常,高血压出现较早,肾浓缩力下降但程度较轻,缓慢出现肾功能不全;50%左右患者伴肝囊肿,10%患者伴胰囊肿,5%患者有脾囊肿,还可伴甲状腺、卵巢、附睾和精囊囊肿;可有主动脉、颅内动脉瘤,心瓣膜脱垂、关闭不全和反流,食管裂孔疝、肠道憩室、腹股沟疝和红细胞增多症等非囊性改变。并发症中最常见的是尿路感染(UTI),最危险的是颅内动脉瘤破裂出血。

慢性肾衰竭患者还可有哪些系统功能障碍 ⊃—

　　(1)心血管系统。①高血压:发生率为80%,到需透析时几

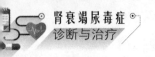
近 100%。其中约 1/4 患者透析后血压可更高,发生机制较复杂,由于血钾原因常不能使用血管紧张素转换酶抑制剂(ACEI)等药物,因此常需加大钙通道阻滞剂(CCB)类药物剂量,可加用 α 受体阻滞剂如哌唑嗪和中枢性降压药如可乐定等,如不加控制则心力衰竭和脑血管意外的危险性增加。②动脉硬化:发生原因涉及血压、血脂、血糖、吸烟、反复容量波动、高凝状态和代谢等许多因素,所以要有针对地予以防治,减少冠心病和脑卒中的发生。③心包炎:发生率约 13.5%,透析前多为尿毒症性,属出血性纤维素性心包炎,可随时发生心包压塞致死,故在透析被广泛应用于临床之前的年代被称为尿毒症患者之"丧钟"。透析后多为透析相关性心包炎,与透析材料过敏有一定关系。少数因感染(如巨细胞病毒)所致。

(2)造血系统。除贫血外,尿毒症患者常有血小板功能异常和凝血功能障碍,故可有严重出血,其原因部分与中分子量尿毒物质积聚有关,此时选择腹膜透析可能更佳。

(3)免疫系统。尿毒症患者体液和细胞免疫功能低下,故感染增加,尤应注意结核感染,发病率较常人高 6~16 倍,其他细菌和病毒感染率亦增高。感染是尿毒症患者的主要死因之一,占 13.1%~35.7%。

(4)内分泌系统。常见甲状腺诸指标降低而甲状腺功能尚可,称为低甲状腺激素优甲状腺状态,不必专门处理。性激素水平低下和性功能障碍十分常见。

慢性肾衰竭患者有哪些水、盐、酸、碱代谢紊乱

慢性肾衰竭(CRF)时发生的水盐代谢紊乱与急性肾衰竭(ARF)时发生的原因和本质都很相似,因 CRF 进展缓慢,使机体有足够的时间调整、适应和代偿,所以 CRF 时的数值异常较 ARF 明显而临床症状相对较 ARF 要轻,当肾功能丧失达70%时才逐步显现症状。

(1) 水:早期可正常,有时还可有轻度脱水,此与废物潴留引起溶质性利尿和肾浓缩能力下降有关;通常在肾小球滤过率(GFR)<10 ml/min 时才出现明显的水潴留,但个体间差异很大。

(2) 钠:除摄入因素外,排钠取决于钠滤过减少和钠重吸收减少间的平衡,而血钠水平还取决于体液状况;总的倾向是总体钠偏高而血钠不高。对有高血压、水肿和心力衰竭者宜限钠。轻度低钠血症时要区分属缺钠还是被稀释,前者应补钠而后者宜限水和排水。所以不能过分限钠,应视病情和实验室检查结果调整。

(3) 钾:对 CRF 患者而言,永远存在发生高钾血症的危险性,但其发生率远低于 ARF。发生高钾血症的主要原因有:摄入过多富含钾的食物和药物(尤其是服用中草药偏方);发生严重酸中毒(如感染)、消化道出血和内出血,使用血管紧张素转换酶抑制剂(ACEI)、血管紧张素受体阻滞剂(ARB)或 β 受体阻滞剂

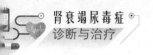
等;以及基础疾病为糖尿病肾病、狼疮性肾炎、慢性间质性肾炎、Ⅳ型肾小管性酸中毒、慢性肾盂肾炎、梗阻性肾病等时。高钾血症有致命危险,应紧急处理,常投以大剂量碱剂(如乳酸钠或碳酸氢钠)和钙盐,必要时需紧急透析清除。偶有低钾血症发生,常见于严重消化道症状(呕吐和腹泻),以及进食过少。

(4) 钙和磷:几乎每例都会发生高磷血症和低钙血症,常从GFR<30 ml/min 时起逐步显现,患者可有搐搦,以后发展成高血磷而血钙不低,此时可发生骨病(如骨软化),再往后发展成高磷血症和高钙血症(或正常高限),可发生甲状旁腺功能亢进、严重骨病(如纤维囊性骨炎)和转移性钙化等,后者如发生于皮下等部位则影响不大,若发生于心、脑等重要部位则可致命。由于磷是核心环节,眼下又缺乏排磷和降磷的有效手段(包括透析),所以限制磷摄入(如水产品等)极为重要。常需补钙,首选碳酸钙,须使用活性维生素 D_3 制剂[如 $1, 25\text{-}(OH)_2D_3$ 制品]帮助钙吸收。

(5) 镁:随 GFR 下降,高镁血症日趋明显。偶有低镁者,常另有原因可寻。由于从血镁增高到出现高镁严重毒性间距离较宽,故轻微高镁血症不必立即处理,但应禁止镁摄入(包括药物),高血镁最危险的毒性是呼吸抑制,其次才是心血管毒性。

(6) 代谢性酸中毒:几乎全部患者都有程度不同的代谢性酸中毒,此与酸性代谢废物积聚和肾泌氢功能障碍有关。酸中毒还参与了骨病、高血钾等多项损害的发病过程。酸中毒常缺乏特异性临床症状,严重时可有疲乏、软弱无力、食欲不振、恶心呕吐等,比较有特征的是呼吸深大。严重酸中毒可以影响心、脑等器官,产生致命性后果。因此,患者应少进酸性食物(如醋)与药物(如维生素 C);使用碱剂(如碳酸氢钠或复方枸橼酸溶液)纠正二氧化碳结合力(CO_2CP)或碳酸氢根至 20～22 mmol/L。使用碱剂时应注意处理可能引发的低钾与低钙血症。

慢性肾衰竭患者有哪些营养物质代谢紊乱,如何处理

(1) 糖代谢:慢性肾衰竭(CRF)患者在肾小球滤过率(GFR)降至 40 ml/min 以下时就有可能出现临床可查获的糖耐量异常,主要表现为餐后即刻血糖可高于常人,可能与出现胰岛素抵抗有关,而餐后 2 小时或更长时间后血糖水平又可低于常人,可能与胰岛素降价减慢有关。CRF 几乎对糖代谢的每个环节都产生影响,包括胰岛素抵抗(GFR<25 ml/min 时出现)、肝葡萄糖输出增加、胰岛素分泌异常和肾清除胰岛素下降(GFR<20 ml/min 时出现)等。由于涉及多环节,同时存在增加减少两方面效应,使临床表现呈复杂多样性,其中最应小心提防的是自发性低血糖。对有糖尿病的 CRF 患者,降糖治疗宜改为正规胰岛素,因其作用时间较短,便于调整剂量,故可降低危险性。

(2) 脂代谢:CRF 患者常有高脂血症,尤以高三酰甘油(TG)为突出。其原因比较复杂,除 CRF 外还有原发病和伴发病的因素。其危险性,包括动脉硬化与心脑血管并发症等人尽皆知。近 30 年来不断发现与证实的脂质肾毒性,即使在 CRF 阶段仍是

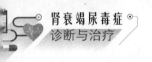

加速肾功能恶化的因素;使用他汀类降脂药有护肾作用,其机制除降脂外,似乎还与其干扰脂代谢过程中所产生的某些作用有关。故现主张对伴有高脂血症的慢性肾脏疾病(CKD)患者施以他汀类降脂药。

(3) 蛋白质与氨基酸代谢:CRF 时蛋白质与氨基酸代谢有许多变化,总体说来是合成减少分解增加,使机体处于负氮平衡状态,长时间后会引起儿童生长迟缓和成人营养不良。所以,饮食控制虽能明显延缓 CRF 进程,但应以不发生营养不良及保证基本需要为前提。CRF 时细胞内外液的氨基酸构成有很大变化,总体上说是必需氨基酸(人类不能合成而必须摄入的)降低而非必需氨基酸(人类可以合成的)增多。试图纠正这种异常的各种努力,均未能实现完全纠正的目标;市售 α 酮酸也是其中之一,在严格控制饮食中蛋白质摄入时应用有一定效果。

(4) 其他:维生素中最缺的是维生素 D_3,宜应用活性制剂,如骨化三醇[1, 25-$(OH)_2D_3$];最多的是维生素 A,不宜使用;其他 B 族维生素(除维生素 B_{12} 外)可酌情给予;不宜使用维生素 C。矿物质主要是缺钙,有可能缺铁和锌;磷和镁偏多。市售含多种维生素和矿物质的各种营养补充品主要适用于常人,对 CRF 患者并不完全适用。

怎样诊断慢性肾衰竭

诊断慢性肾衰竭(CRF)常无困难,但对于每个患者还是应按下列步骤考虑一遍。

(1) 排除急性肾衰竭(ARF)：ARF常急性起病，少尿明显，肾脏增大或正常，常无贫血(除因血液病引起的ARF外)，钙磷代谢正常或仅轻微改变等可资鉴别。对原有肾病或已有未被察觉的轻度肾功能减退基础上重叠发生ARF时，鉴别常很困难，除靠病史询问外，肾活检术有所帮助。

(2) 寻找引起CRF恶化的诱因，特别关注有无原发病的活动，脱水与低容量(如呕吐、腹泻、进水过少)，肾毒性药物使用(包括造影剂)，肾内和肾外梗阻，各种感染，严重高血压或血压大幅波动，严重的水、电解质和酸碱紊乱，过量蛋白质摄入，心力衰竭和心包压塞，甲状旁腺功能亢进，手术和消化道出血，未控制的高血脂、高血糖、高尿酸血症，以及过劳等。这个过程非常重要，因为诱因去除后有可能使患者肾功能有一定程度的恢复，虽然不一定能降至原先水平，但确实可使一部分患者暂时摆脱尿毒症状态。有人将这种情况称为可逆性尿毒症，姑且不论此种提法是否科学，至少说明有部分患者通过解除诱因和加重因素，仍可有所恢复。

(3) 确定CRF的严重程度：常使用慢性肾脏疾病(CKD)分期标准。

(4) 确定原发病因和基础疾病：这需要通过临床分析和小心寻找线索和证据，包括使用肾活检在内的各种诊断手段，目的是为患者提供一次治疗基础疾病的机会和指导未来的防治方案。需要指出的是，使用造影剂要小心。病情太晚，肾脏明显缩小时，肾活检的风险骤增而收益不大(无法判定原发病和有效指导

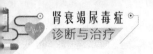

治疗),亦需权衡。

慢性肾脏疾病的治疗原则是什么，各期有何应对策略

慢性肾脏疾病(CKD)治疗原则是：

(1) 加强对原发病和加重因素的治疗,实现有效阻止或延缓发展的目标。

(2) 一体化治疗:按三级预防概念进行防治。所谓三级预防是:

① 一级预防是对已有的原发性肾脏疾病(如肾小球肾炎),或可能引起继发性肾脏损害的疾病(如糖尿病、高血压病),进行有效的治疗,防止发生慢性肾衰竭(CRF)。

② 二级预防是对早、中期 CKD 及时治疗,防止发生尿毒症。

③ 三级预防是对早期尿毒症患者及时治疗,防止发生尿毒症并发症,提高患者存活率和生活质量。

CKD 各期的具体策略是:

(1) 1 期:病因治疗(基础疾病治疗)、并发症的评估与治疗、延缓疾病进程。

(2) 2 期:延缓肾功能减退,并发症的评估与治疗。

(3) 3 期:并发症的评估与治疗。

(4) 4 期:继续上述治疗,并作肾脏替代治疗准备。

(5) 5 期:替代治疗。

如何设计慢性肾脏疾病患者合理的
蛋白质饮食方案

实验与临床都发现低蛋白质饮食可有效延缓慢性肾衰竭(CRF)的发展,但是严格的饮食限制会引起营养不良,同样威胁患者生存。因此要求在两者间求得平衡。

(1) 避免发生营养不良:CRF 时的营养不良指标中,有些是容易获得的,如血白蛋白<40 g/L、血转铁蛋白<2 g/L、前白蛋白<0.3 g/L、血尿素氮(BUN)和血肌酐(Cr)过分下降、体重降至标准(理想)体重的 85% 以下等。稳定期患者可每 2～3 个月测定 1 次,务必使测定值高于上述指标,如有过低应增加蛋白质摄入。

(2) 蛋白质摄入总量与构成:肾小球滤过率(GFR)>40 ml/min 时,摄入蛋白质总量接近常人,即 0.7～0.8 g/(kg·d);GFR 为 20～40 ml/min 时,摄入蛋白质 0.5～0.7 g/(kg·d);GFR 为 10～20 ml/min 时,宜用蛋白质 0.5～0.6 g/(kg·d);GFR<10 ml/min 时,宜用蛋白质 0.4～0.5 g/(kg·d)。这个量包括了粮食中的蛋白质。考虑到 CRF 时必需氨基酸的不足,应当鼓励患者将摄入蛋白质总量中的大部分(55%～70%)改用富含必需氨基酸的动物蛋白质补充,如鸡蛋、牛奶和瘦肉等;一只鸡蛋、250 ml 牛奶,含蛋白质约 6 g;50 g 鱼、鸡、瘦猪肉或牛肉等生鲜食料,含蛋白质 8～10 g,读者可自行推算。如结合应用 α 酮酸,

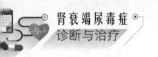

从 CKD 第三期起蛋白质摄入量可限制至 0.45～0.6 g/(kg·d)。

(3) 蛋白质饮食情况评估:常人血尿素氮(BUN)(mg/dl):血肌酐(Cr)(mg/dl)＝10:1,CRF 患者最好也保持此值,至少不宜超过 15:1。这相当于 3.57 mmol/L(BUN):88.5 μmol/L(Cr),或 4 mmol/L(BUN):100 μmol/L(Cr)。如患者 BUN 值超过上限,如 Cr 为 200 μmol/L 时,BUN 应在 8～9 mmol/L;若 BUN＞12 mmol/L,应考虑是否蛋白质摄入过多(除外感染和消化道出血等)。如 BUN 低于下限,有可能存在营养不良,再结合前述体重、前白蛋白等与有关营养的资料应不难评定。迄今为止的任何氨基酸或酮酸治疗,都还不能完全纠正 CRF 患者的氨基酸代谢异常,但有改善作用;只有当饮食控制良好或有营养不良倾向时,补充酮酸制剂才有较明显的降氮作用。近年对 CRF 患者是否应禁食或少吃豆类及豆制品有些争议,其实这已包含在上述讨论中,即在保证摄入总量与结构合理的条件下,摄入以非必需氨基酸为主的粮食或豆类应是许可的。至于豆类植物蛋白质对肾小球硬化作用相对较轻的问题,基于摄入总量有限,实际影响应该并不显著。考虑到脂质、尿酸和磷的原因,CRF 患者不宜进食动物内脏,应适当限制水产品。

因饮食还受食欲、习惯与口味等多种因素影响,对早期患者每周可开放饮食一餐至一天。透析治疗下,尤其腹膜透析患者,蛋白摄入应达 1.3 g/(kg·d),蛋白饮食可基本开放;但因透析清除磷有限,故磷摄入仍需限制;透析中氨基酸丢失量较大,可予补充,包括酮酸。

慢性肾脏疾病患者能吃豆类与豆制品吗

如上题所述,慢性肾脏疾病(CKD)或慢性肾衰竭(CRF)或尿毒症患者必须遵循的蛋白质摄入原则是:蛋白质摄入总量的限制和保证优质蛋白质摄入达到总量的 2/3。近年发现豆制品中的植物蛋白质,是一种较为优质的蛋白质,它比谷物与蔬菜中的植物蛋白质含更多的必需氨基酸、钙和维生素等物质。由于这个特性,所以它促使肾小动脉硬化的作用,比同等量其他植物蛋白质要轻。鉴于上述理由,CKD 患者不必视豆类或豆制品为猛兽,但也绝非可大快朵颐,开怀大嚼。基于必须遵守的前述两条基本原则,只是在30%的植物蛋白质摄入总量内食用一些豆类及豆制品才是许可的;至于因为高磷或高尿酸血症等原因需要禁食或少吃者则另当别论。

为何提倡慢性肾衰竭患者食用麦淀粉

粮食中含蛋白质为其重量的 3%～11%,即每 100 g 粮食中含蛋白质 3～11 g。具体地说,大米为 2.6%,方便面为 9.5%,苦荞麦粉为 9.7%,挂面为 10.1%,标准面粉为 11.2%。由于国人以粮食为主食,成人每日摄入量 250～500 g。粮食含蛋白质虽不高,然而每日摄入总量却也很可观。如每日摄入面食 400 g,摄入植物蛋白质总重达 40 g。例如,1 名体重为 70 kg,肾小球滤过率

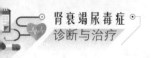
(GFR)为 20 ml/min 的患者,每日蛋白质摄入为 0.6 g/(kg·d),则每日许可摄入总量仅 42 g,光吃面食就接近限制线了,摄入 70%的优质蛋白质就无从谈起。南方人以大米为主食,情况要好些。将面粉抽提去蛋白质后的制品称麦淀粉,它含蛋白质仅 0.25%~0.6%,而每 100 g 可供 $1.47×10^6$ J 的热量,非常符合慢性肾衰竭(CRF)患者食用的要求。可惜此粉虽可制成各色外观极为精美的食品,但口味甚差,虽不至于如同嚼蜡,但久食终难下咽,这就严重限制了它的广泛应用。

慢性肾衰竭患者能吃什么食物呢

其他含蛋白质较低的食物有:马铃薯、白薯、玉米淀粉、芋头、山药、藕粉、菱角粉、南瓜等,可权充主食;澄粉、凉粉、粉皮、粉条、粉圆、小麦淀粉、西谷米等;糖类中的饴糖、蜂蜜、冰糖、白糖等,亦可供食用。油脂类则以橄榄油、山茶油和花生油为好。

因富含低生物价蛋白质和磷而不宜多吃的食物主要有:面筋、面肠、烤麸,大米、面粉等谷物,毛豆、绿豆、蚕豆、豆苗等豆类蔬菜,花生、瓜子、核桃、杏仁、腰果等坚果类。

如何设计慢性肾脏疾病患者合理的
非蛋白质饮食方案

(1) 热量:一般为 30~35 kcal/(kg·d),并按年龄与工作性质调整,透析患者可用 35~40 kcal/(kg·d)。热量中 70% 左右由糖类(碳水化合物)提供。脂肪为 0.8~0.9 g/(kg·d),其余为蛋白质。每摄入 1 g 蛋白质、脂肪和糖类产生热量分别为 4、9 和 4 kcal。例如,一位体重 70 kg 的患者,以 35 kcal(146.4 kJ)/(kg·d)计,总热量为 2 450 kcal,大约每天可食用糖类 425 g,油脂 60 g,蛋白质 50 g 左右。此处所指糖类系指粮食中的淀粉量。

(2)脂肪:每日脂肪总量为 0.8~0.9 g/(kg·d),包括食品中所含脂肪与食用油脂。要求不饱和脂肪酸(如植物油)/饱和脂肪酸(动物油)>1,即以植物油脂为主,如上例患者每日 60 g 的脂肪中,植物油应占 30 g 以上。脂肪是慢性肾脏疾病(CKD)患者热量的主要提供者,如无禁忌(如高脂血症)可鼓励食用,包括使用煎、炒等法烹饪。

(3)钠:随 CKD 进展,机体钠平衡障碍日趋明显。一般盐摄入宜<5 g/d,有水肿、高血压者应更低些(<3 g/d),不宜多吃咸肉、咸鱼、咸蛋与腌制品。经常测定血钠,结合尿量、水肿情况判定有无缺钠或有稀释性低钠来调整钠摄入量。过于严格的限钠或无盐饮食通常是没有必要的,有时是有害的。

(4)水:如有尿量减少和水肿,应适当限制水分摄入,一般以尿量为基准加 500 ml 左右为每日入水总量(含补液);如无水肿则不必限制。应当注意到慢性肾衰竭(CRF)患者水平衡能力明显降低,故稍限水便可发生脱水,稍补水便可出现水潴留。所以补液要慢,饮水宜少量多次,禁止豪饮。

(5)钾:CRF 晚期有高钾倾向时,不宜食用富钾食物,如鲜橘、蕈类等,尤其注意勿随意使用血管紧张素转换酶抑制剂

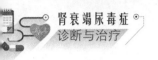

(ACEI)和血管紧张素受体阻滞剂(ARB)类药物,以及某些中草药。低钾并不见多,除非另有原因,如呕吐、腹泻等。定期查验血钾和心电图随访甚为必要。

(6) 钙:由于肠吸收钙障碍,靠饮食不能纠正低钙;需在应用活性维生素 D_3 制剂前提下补钙和进食富钙食品,如牛奶等。

(7) 磷:由于排磷困难,只能限制摄入,以 $500\sim800$ mg/d 为好。含磷较高的食物有奶酪、饮料、动物内脏、干豆、水产鱼类等。

(8) 铁:部分患者时有缺铁,尤在血液透析患者和应用促红细胞生成素后,应在医师指导下用药物治疗为好,但铁过负荷也是有害的。

(9) 维生素:需补充的主要是维生素 B_6 和叶酸。

常见的高钠食品有哪些

富含钠的食品除腌制品外,主要还有:面线、油面、方便面,海带、紫菜、芹菜、胡萝卜、罐头食品、果汁饮品、薯片、爆玉米花,色拉酱、海苔酱、辣酱、腐乳、蜜饯、奶酪、黑糖等。

常见的易引起高钾的食品和药品有哪些

慢性肾衰竭(CRF)患者常有高钾倾向,尤以少尿和以慢性间质性肾炎(CIN)和慢性肾盂肾炎(CPN)为病因的 CRF 患者,以及服用血管紧张素转换酶抑制剂(ACEI)和血管紧张素受体阻滞剂(ARB)类药物和服用中草药偏方者为多见。凡有高血钾证据者均予以低钾饮食，以免血钾进一步增高。常见富含钾的食物有：①空心菜、菠菜、苋菜等，可将蔬菜用开水烫后捞起油炒或凉拌，不吃菜汤与生拌菜(如蔬菜色拉)；②蕈类，包括蘑菇与蕈等；③鲜橘、西柚、榴莲、石榴、香瓜、哈密瓜、枣、香蕉、草莓、枇杷、阳桃、柿子、番茄等鲜果以及各类果汁和果干；④肉汤、鱼汤、药膳汤及市售其他汤料；⑤鸡精、牛肉精、人参精、无盐酱油、低钠盐、番茄酱等调味品或佐餐食品；⑥咖啡、茶、饮料等各种饮品；⑦巧克力、甜食等。

某些药物也易导致高钾，应谨慎使用。常见的有：①含钾药物：如青霉素钾盐、谷氨酸钾、氯化钾、枸橼酸钾、金钱草、夏枯草、牛膝等；②保钾利尿剂：如螺内酯和氨苯蝶啶等；③抑制醛固酮的药物：如 ACEI 和 ARB 类降压药。

慢性肾衰竭患者的低钙血症该如何处理

步入中年女性逐渐发生骨质疏松(脱钙现象)，呈现负钙平衡，即每日吸收入血的钙量低于每日从肾和肠道丢失的钙量。男性要迟一些。当患有慢性肾衰竭(CRF)时，或从慢性肾脏疾病(CKD)3 期起，这种负钙平衡就提早出现或更为明显，这与体内活性维生素 D_3 形成减少有密切关系。所以这些患者应当补钙，以碳酸钙为首选，因为它有较好的降磷作用。这些患者更应

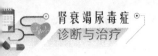

当补充活性维生素 D_3，如骨化三醇[1, 25-$(OH)_2D_3$]等。这不仅有助于维持正常血钙浓度，预防发生手足搐搦症，还有助于预防或减轻肾性骨病，结合降磷治疗，可减轻继发性甲状旁腺功能亢进的严重程度和症状。

如何控制高磷血症，常见的高磷食品有哪些

当血肌酐(Cr)＞265 μmol/L 时就应当限磷，首先是低磷饮食，即不吃含磷高的食物。含磷高的食物有：①乳制品；如酸奶、优酪乳、发酵乳、乳酪等；②全谷类：如糙米、胚芽米、全麦面包等；③干豆类：如赤豆、绿豆、黑豆等；④坚果类：如花生、瓜子、杏仁、开心果、腰果、核桃、栗子、松子、莲子、薏仁米等；⑤动物内脏和脑髓、鱼卵、蛋黄等；⑥饮料：如可乐、汽水等；⑦其他：酵母、巧克力、肉松等。即使接受透析治疗后也不能完全开放，因为现时临床所用的各种透析技术清除磷的能力有限。

其次是使用碳酸钙可抑制肠道对磷的重吸收，有助于降低血磷；含铝制酸剂(治胃病的抗酸药)虽抑制肠道对磷的重吸收作用很好，但会使慢性肾衰竭(CRF)患者发生铝中毒，现已弃用。

通过肠道能减少尿毒症代谢产物积聚吗

由于尿毒症时代谢废物在体内积聚，机体会通过一切可能

的途径增加排出,如呼吸道、皮肤和肠道等,其中肠道的作用最大。如在肠道投以吸附剂,可以增加废物排出。常用的有包醛氧淀粉,主要吸附尿素,对肌酐(Cr)与尿酸(UA)的吸附作用相对较弱;AST120是一种活性炭,还能吸附肠道中的吲哚(色氨酸代谢物);中药大黄也有类似效果,其他如肾衰宁胶囊、尿毒清颗粒等也有相似作用。这些药物的作用可以肯定,所以是接受透析治疗前的慢性肾衰竭(CRF)患者常选药物。因其清除氮质的能力较弱,通常只能减缓病程进展,并不能完全阻止其发展。为增加清除效果,临床曾使用过结肠透析或用口服透析液做胃肠透析,虽有肯定疗效,但比血液透析与腹膜透析要差得多。无论口服还是灌肠,患者都难以长期坚持,故现多已放弃。

慢性肾衰竭患者伴高尿酸血症是否要处理

以往认为慢性肾衰竭(CRF)所伴高尿酸血症,属继发性高尿酸血症,可以不必处理。其理由为,此时的降尿酸治疗并非病因治疗;仅为症状治疗;而在相同尿酸水平条件下,继发性高尿酸血症的症状和严重程度远较原发性高尿酸血症要轻。但现在发现CRF时的高尿酸血症,不仅可加重血管病变,加重高血压,影响肾功能,而且其本身可加重肾间质损害,加速肾功能恶化。所以主张施以治疗。常用药物有别嘌醇、苯溴马隆和非布司他等。

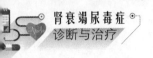

慢性肾脏疾病患者控制高血压的目的、目标和策略是什么

(1) 目的:因为高血压是加速慢性肾脏疾病(CKD)恶化的重要因素,肾小球内高血压引起的高灌注、高压力和高滤过是加速肾小球硬化和病情进展的重要原因;所以控制血压的目的是通过降低全身和肾小球内血压,达到延缓病程进展的效果。

(2) 目标与治疗策略:

● 一般人群,有高血压,无糖尿病、肾病者,血压应控制在140/90 mmHg 以下;伴有糖尿病但无肾病者,应控制在130/80 mmHg 以下,一般治疗包括少盐饮食(3～5 g/d)和锻炼,药物可用 β 受体阻滞剂、利尿剂等。

● CKD 1～4 期,如蛋白尿多于 1 g/d 者和糖尿病肾病(DN)者:血压应控制在 125/75 mmHg 以下,少盐饮食,可按血钾等指标选用血管紧张素转换酶抑制剂(ACEI)、血管紧张素受体阻滞剂(ARB)、利尿剂和钙通道阻滞剂(CCB)等药物治疗。

● CKD 1～4 期,无蛋白尿或蛋白尿<1 g/d 者:血压应在130/80 mmHg 以下,少盐,可按血钾等指标选用 ACEI、ARB、利尿剂和 CCB 等药物治疗。

● CKD 5 期:血压应控制在 140/90 mmHg 以下,少盐,可使用各种药物,慎用 ACEI 和 ARB 等(防止高钾血症),透析患者一般不用利尿剂。

慢性肾脏疾病患者伴高血压可选用哪些降压药

降压治疗是防止慢性肾脏疾病(CKD)进展加速的重要途径之一。

临床常选：

(1) 血管紧张素转换酶抑制剂(ACEI)：本类药物在降低全身性高血压的同时，还可降低肾小球内血压，减少蛋白尿，抑制系膜细胞增生和细胞外基质积聚，有防止肾小球硬化，改善代谢，抑制肾间质纤维化进程，抑制醛固酮水平和延缓肾功能减退等作用。此外，对心血管也有一定的保护作用。当血肌酐(Cr)≥250～300 μmol/L 时，有可能引起高钾血症，故应慎用。部分患者可发生干咳、血管性水肿和肾功能轻微减退等不良反应。常用药物：短效的有卡托普利(开博通)等；长效的有依那普利、培哚普利(雅士达)等。肾功能已有下降者可用双通道排泄的贝那普利(洛汀新)和福辛普利(蒙诺)等长效制剂。血压控制不满意者可加用血管紧张素受体阻滞剂(ARB)和(或)钙通道阻滞剂(CCB)。

(2) 血管紧张素受体阻滞剂(ARB)：本类药物不引起咳嗽，对心脑血管保护作用较 ACEI 更好，因降压作用逐渐出现，故很少有首剂低血压效应等优点。常用的有氯沙坦(科素亚)、厄贝沙坦(安搏维)、替米沙坦(美卡素)、坎地沙坦和缬沙坦(代文)等。

ACEI 和 ARB 为 CKD 患者降压治疗的首选药物。两药合

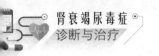

用的疗效胜于单用,剂量与降尿蛋白作用呈正相关,但偶可发生低血压。用药初期可有轻度血 Cr 上升,但其后会使肾功能得到保护,如 Cr 上升较多(>30%)应停用;在血 Cr>266 μmol/L 时不主张使用,以免发生高血钾。禁用于双侧肾动脉狭窄和有低容量状态时,勿与非类固醇抗炎药(NSAID)合用。

(3) 钙通道阻滞剂(CCB):可明显降低全身血压,但不能降低肾小球内血压,无减少蛋白尿作用。但可通过控制全身血压、抗氧化作用、抗血管收缩、抗钙盐沉积、抗血小板聚集和抑制系膜增生等延缓肾小球硬化和肾衰竭进程,故肾保护作用不如 ACEI 和 ARB 明显。本类药物是以收缩压升高为主的高血压患者和有高钾血症或有高钾倾向患者的首选药物。短效的如硝苯地平;长效的如氨氯地平(络活喜)、非洛地平(波依定)和硝苯地平缓释剂(拜心通)和拉西地平等。本类药物可诱发或加重水肿,孕妇忌用。

(4) β受体阻滞剂:对肾素依赖性高血压有较好疗效,可降低肾素作用,不影响肾血流量(RBF)和肾小球滤过率(GFR)。在肾功能较差时与 ACEI/ARB 合用亦有引起高钾血症的危险性。本类药物有较好心脏保护作用,但降压起效慢,突然停药可有血压反跳,禁用于哮喘和心动过缓及传导阻滞患者。常用的有如美托洛尔(倍他乐克)和比索洛尔等。

(5) α受体阻滞剂:对小动脉和小静脉均有扩张作用。其不良反应主要为直立性低血压,故应从小剂量开始逐步增至治疗剂量。还可引起疲倦、嗜睡、阳痿和肝损伤等不良反应。常用的如哌唑嗪。

(6) α、β受体阻滞剂:既作用于 α 受体,又作用于 β 受体。可有头晕、恶心、哮喘、心力衰竭、慢性阻塞性肺病等不良反应。禁用于哮喘和传导阻滞者,慎用于糖尿病患者。常用药物有:拉贝洛尔(柳胺苄心定)、阿罗洛尔、卡维地洛(达利全)等。

(7) 利尿剂:对有明显水钠潴留者可加用利尿剂,以加强降压效果,但应注意其对电解质、糖类、尿酸、血脂和凝血状态的影响。常用药物有:氢氯噻嗪(对 Ccr 小于 30 ml/min 者不适用)、螺内酯(安体舒通,有潴钾作用)、呋塞米和托拉塞米等襻利尿剂。噻嗪类和襻利尿剂可引起低血钾、高血糖、高尿酸、高血脂和耳毒性等不良反应。

(8) 中枢及周围交感神经抑制剂:如可乐定等。

(9) 直接扩血管药:肼屈嗪,对降舒张压效果好,因不良反应较多而现时少用。硝普钠,降压快,仅用于急救。

慢性肾脏疾病患者降压治疗应遵循什么原则

(1) 选药时关注毒副作用,严格掌握指征与剂量。

(2) 降压宜缓,不能一蹴而就:剂量增或减要缓,通常每3~7天或更长时间调整一次;降压过速会导致肾小球滤过率(GFR)急速下降而严重损害肾脏。最简便的办法是勤测血压,可每日数次,并加记录,注意高峰值和低谷值的发生规律,调整给药时间或决定是否还需加用短效药物;建议患者自备电子血压仪,勿过分依赖就医时的那几次测量。此外,还可通过观察每日尿量

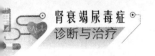

变化来作粗略判断。

　　(3) 除严重高血压外,一般从一个药开始,阶梯式增加。

　　(4) 联合用药:常需数药合用,以增强疗效和减少不良反应。一般舒张压每超过目标值 10 mmHg 可能需要加用一种降压药。常用的联合为血管紧张素转换酶抑制剂(ACEI)、血管紧张素受体阻滞剂(ARB)、钙通道阻滞剂(CCB)和利尿剂的次第加用。

　　(5) 除紧急情况外,通常口服给药;尽量不超剂量用药。

　　(6) 没有特别理由,勿突然停药,以免"反弹"。

　　(7) 执行个体化治疗原则,充分考虑不同患者的不同情况,特别是血管硬化状态和对药物治疗的反应性。降压的第一目标是满意,其次才是达标。有些患者血压达了标可能反不满意,如出现尿量减少和低血压症状。只有先做到满意,以后才有可能会达标。

无高血压的慢性肾脏疾病患者是否也可用降压药

　　对无高血压的慢性肾脏疾病(CKD)患者,使用降压药的目的不是为降低全身血压,而是为了降低肾小球内血压,因此常选全身降压作用较弱而降肾小球内血压效果较好的药物。首先是血管紧张素受体阻滞剂(ARB),其次是血管紧张素转换酶抑制剂(ACEI)。这对糖尿病患者特别重要。绝大多数患者服用后,全身血压并无下降;少数患者血压轻度下降然无症状,辅助检查未发现任何不良反应,特别是有疗效证据(如尿微量白蛋白下降等)时,可不必停药,继续用药加强观察;绝少数患者可有血压下降伴有低血压症状,即使有疗效亦应减量或停药,以策安全。一般用量宜从最小剂量开始,如从常用剂量的1/2或更低起用,每2周左右在密切观察下逐步加量(一般勿超过常用剂量的2倍),直至疗效最佳且无不良反应。

伴高脂血症的慢性肾脏疾病患者是否应降脂治疗

首先,动物实验证明高脂有肾毒性,可引起肾小球内压增高、促使系膜细胞增生和系膜基质增多、加速肾小球硬化等改变。其次,慢性肾脏疾病(CKD)患者中普遍存在以高三酰甘油(TG)为主的脂代谢异常,尤在后期患者和透析患者中;普通人群中已证明高脂血症是冠心病的危险因素,与后者的发病率和病死率有关。所以一般推论伴高脂血症的CKD患者患冠心病的危险性也增加,故应予降脂治疗。虽然迄今还没有十分有力的证据来证明其间的关系,但还是普遍接受应予降脂治疗的概念。

(1) 期望目标与应对策略:

① 目标(CKD,成年人):TG<5.65 mmol/L(500 mg/dl),低密度脂蛋白胆固醇(LDLC)<2.6 mmol/L(100 mg/dl),非高密度脂蛋白胆固醇(非 HDLC)[总胆固醇(TCh)减去 HDLC 的差],应<3.38 mmol/L(130 mg/dl),见表2。

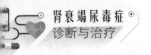

表2　CKD成年人患者脂代谢紊乱及降脂治疗目标和方案

脂代谢紊乱特点	目标值	初始治疗	联合治疗
TG≥5.65 mmol/L (500 mg/dl)	TG＜5.65 mmol/L (500 mg/dl)	TLC	＋贝特类或烟酸
LDL2.68～3.38 mmol/L (100～129 mg/dl)	LDL＜2.68 mmol/L (100 mg/dl)	TLC	＋低剂量他汀类
非HDL≥3.38 mmol/L (130 mg/dl)	LDL＜2.68 mmol/L (100 mg/dl)	TLC＋低剂量他汀类	＋大剂量他汀类
TG＞2.26 mmol/L (200 mg/dl)伴非HDLC＞3.38 mmol/L (130 mg/dl)	非HDL应＜3.38 mmol/L (130 mg/dl)	TLC＋低剂量他汀类	＋大剂量他汀类

② 初始治疗:使用治疗性生活方式改变(TLC),包括调整饮食、减肥、增加运动、戒酒等;并可加用低剂量他汀类降脂药,见表2。常用的他汀类药物(即 3-羟基-3-甲基戊二酰辅酶 A,HMGCoA)有洛伐他汀、辛伐他汀、普伐他汀、氟伐他汀、阿托伐他汀和瑞舒伐他汀等。

③ 联合用药:如上表所列。常用的贝特类药物有非诺贝特、吉非贝特和苯扎贝特等。对高总胆固醇者,特别是高低密度脂蛋白者,必要时还可加用胆酸螯合剂(如考来烯胺和考来替泊)或烟酸。

(2) 注意事项:他汀类药物有肝毒性和肌毒性,后者可引起急性肾衰竭(ARF),合用环孢素 A(CsA)和某些抗生素时要减量,某些他汀类药物要按肾功能情况减量。贝特类有可能会使肌酐(Cr)稍增高。

富含胆固醇的食物主要有哪些

伴高胆固醇血症的慢性肾脏疾病(CKD)患者不宜食用富含胆固醇食物,列举如下:

(1) 蛋类:鸡、鸭和鹅蛋的蛋黄,小型禽鸟类的全蛋(如鸽蛋和鹌鹑蛋),以及各种鱼卵。

(2) 肉类:猪、牛、羊肉,尤其肥肉部分。

(3) 各种动物内脏和脑髓。

(4) 鱼及贝类:如蟹、虾、虾米、鳗鱼、鱿鱼、章鱼、鲍鱼、蛤、牡蛎、干贝、鲜贝、螺、蚬、鲳鱼、鲢鱼和沙丁鱼等。

(5) 其他:奶油和蛋糕等。

如何处理慢性肾衰竭患者的酸中毒

酸中毒对骨病、消化道症状和代谢的影响颇大,应予以纠正。一般当二氧化碳结合力(CO_2CP)<15 mmol/L 时应静脉补碱,当 CO_2CP>18 mmol/L 后改用口服,当 CO_2CP 达 20～22 mmol/L 时停用。碱剂选择:静脉用药首选碳酸氢钠,有高钾血症、缺氧和心律失常时可选乳酸钠;口服碳酸氢钠常用,但剂量增大时患者不能耐受,伴高氯血症者可改用或加用复方枸橼酸合剂。因慢性肾衰竭(CRF)患者永远存在慢性酸中毒倾向,机体代偿机

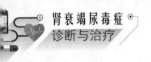
制已充分发挥,所以通常治疗宜缓不宜急,以免引发并发症。常用碱剂几乎全都含钠,应用时要注意钠负荷对患者的不利影响,一旦发现应减少或停止补碱,适时改行血液透析(HD),不应过分拘泥于所谓的治疗目标。判读血气分析或 CO_2CP 报告时必须结合电解质测定结果,如使用利尿剂后的碳酸氢根正常,可能是代谢性碱中毒和代谢性酸中毒合并的混合性酸碱失衡。

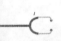

怎样纠正慢性肾衰竭患者的贫血,怎样使用铁剂和促红细胞生成素

(1) 开始检查贫血的时机:①绝经期前女性血红蛋白(Hb)<110 g/L(11 g/dl)或红细胞压积(Hct)<33%,②绝经期后女性、男性患者 Hb<120 g/L(12 g/dl)或 Hct<37%,应开始检查贫血,准备治疗。

(2) 检查内容:①Hb 和 Hct;②红细胞各种参数;③网织红细胞计数;④铁参数:包括血清铁、总铁结合力(TIBC)、转铁蛋白饱和度(TSAT)[(血清铁/TIBC)×100%]、血清铁蛋白;⑤大便潜血。

(3) 贫血原因:当肌酐(Cr)>177 μmol/L 无肾病以外原因可引起贫血时,主要原因应是促红细胞生成素(EPO)缺乏。

(4) 治疗目标:Hb 为 110~120 g/L(11~12 g/dl),Hct 为33%~36%(目前比较倾向取下限)。

(5) 铁的评价与目标:①TSAT≥20%;②血清铁蛋白>100ng/ml,并进行监测。

（6）补铁：一般患者可口服铁剂，每日 200 mg 元素铁，严重缺铁和血液透析患者可静脉补铁，从 25 mg 起始，最大可用 1 000 mg 静脉滴注，达标后改用每周 25～125 mg 维持。

（7）使用 EPO，每周 6 000～10 000 U，分 3 次皮下或静脉注射，为减少患者注射次数，也可改用 10 000 U 皮下注射，每周 1 次，常于 2～4 个月内达标。达标后改用维持量（为治疗量的 1/4～1/3），并监测 Hb 和 Hct。

（8）EPO 治疗失败常见于感染、炎症、失血、纤维性骨炎、甲状旁腺功能亢进、铝中毒、血红蛋白病、叶酸缺乏、多发性骨髓瘤、营养不良、溶血和 EPO 抵抗等，应予以查找并处理。

（9）EPO 不良反应：有高血压、癫痫发作、血栓形成、流感样综合征和高钾血症等，应注意防治。

慢性肾脏疾病患者能否吸烟

吸烟是促使慢性肾脏疾病（CKD）发展的一个重要的危险因素。据报道，非糖尿病 CKD 患者中，吸烟者由 CKD 进展至尿毒症的危险性较不吸烟者高 10 倍。鉴于此，建议 CKD 患者及早戒烟为好。

为什么建议糖尿病患者要严格控制血糖

包括糖尿病肾病（DN）在内的糖尿病慢性并发症是造成患

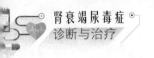
者致残或致死的主要原因。糖尿病肾病在慢性肾衰竭(CRF)病因构成中的地位正在急剧上升,目前在我国位列第三,在西方国家已是首要病因。从发展趋势来看,在我国成为第一病因或许也只是时间问题。形成糖尿病慢性并发症的发病机制涉及高血糖和糖代谢障碍中的 4 个途径,而其共同基础为高血糖所诱导。对糖尿病肾病而言,则除这些机制外可能还有基因因素参与。有效控制空腹血糖在 7.8 mmol/L 以下,糖化血红蛋白在 7% 以下,能明显减缓肾小球硬化的进程(当然也对其他慢性并发症的发展有一定的阻遏作用),因此有可能阻止或预防,至少是延缓了糖尿病肾病的发生。所以,建议糖尿病患者应严格控制血糖,其措施包括控制体重、控制饮食、加强运动、戒烟、降糖治疗和控制血压与血脂等;并应每 3~4 个月测 1 次糖化血红蛋白。

对已发生糖尿病肾病的患者,严格控制血糖仍极重要,在早期辅以血管紧张素转换抑制剂(ACEI)和(或)血管紧张素受体阻滞剂(ARB)治疗尚有逆转糖尿病肾病的可能,在中晚期仍有延缓病情发展的意义。对已有慢性肾衰竭(CRF)者,适时改用或加用胰岛素治疗,有助于控制血糖和减少低血糖发生率。由于CRF 时存在胰岛素抵抗现象等原因,会引起或加重原有的糖代谢异常,可在医师指导下加用一些新型降糖制剂,如噻唑烷二酮类的吡格列酮和罗格列酮等。由于 CRF 时降糖药代谢速度和胰岛素等激素代谢有所改变,故应加强观察,及时调整药物种类与剂量。

慢性肾衰竭的替代治疗有哪些，宜何时开始,效果如何

替代治疗有两大类,一类是血液净化疗法(透析疗法),另一类是肾移植。

(1) 血液净化疗法主要有血液透析(血透)和腹膜透析(腹透)两种。

● 血透是将患者血液导入透析装置以清除代谢废物,纠正水、电解质和酸碱紊乱,又称"人工肾"。血透需要建立血管通路,是一个相对高效的透析系统,每周透析 3 次,共 12～15 小时足以支持患者生存和生活,其中相当多的患者可以部分或全部复职(从事原来的工作)。现代透析技术支持下 5 年生存率已逾70%。当内生肌酐清除率(Ccr)≤15 ml/min(糖尿病患者 Ccr<20 ml/min)时,便应开始透析,如有明显水潴留、严重高血压、尿毒症性心包炎、高磷血症和转移性钙化、尿毒症性中枢或周围神经损害或精神障碍时,虽 Ccr 超过 15 ml/min 也应立即开始透析。尽早透析,可减少并发症,提高生存率,故不宜拖延。

晚近的研究提出 Ccr<10 ml/min 开始透析的效果不比 Ccr<15 ml/min 即开始透析的差,甚至更好;这些研究因例数等原因,证据并不充分,故未被普遍接受;但其提出的不应过分拘泥于 Ccr 数值,应根据多种临床情况作出综合判断的建议无疑是正确的。

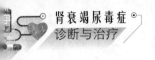

● 腹膜透析是将透析液导入患者腹腔,利用其腹膜进行透析的一种疗法。腹膜透析需要腹腔置管,是一种相对低效的透析系统,通常每天 24 小时都在透析,因此更适合于心肺功能不稳定、老年人和无法制作血液透析血管通路的患者。透析指征同血液透析,总体疗效也相近。

(2) 肾移植:以供肾来源可分同种异体尸体肾移植和同种异体亲属活体肾移植两种。由于来源于异体,术前需做组织兼(相)容性配合的选择,术后需长期服用抗排异药物。适应证除慢性肾脏疾病(CKD)5 期外,受肾者应具备能接受手术所需的一切条件,以及术前应用透析疗法将其尿毒症状态纠正到最佳水平等相应准备。术后如效果良佳,便能摆脱每天或每周透析的麻烦,生活质量较高,生存率亦与透析相近。

慢性肾衰竭患者用药要注意什么

很多药物的代谢与肾有关。慢性肾衰竭(CRF)时,药物的吸收、分布、代谢和清除诸环节都受到不同程度的影响,血液透析和腹膜透析对不同药物的清除并不相同,所以 CRF 患者用药时应作相应调整。调整主要根据:①肾损害程度;②药物毒性,尤其肾毒性;③药物的蛋白结合率;④药物的主要排出途径;⑤药物是否能被透析清除,清除量多少等因素来决定药物的剂量、用法和透析后是否需要补充剂量。常用的办法不外乎减量或延长给药间期或两者结合 3 种。

（1）根据肾损害粗略估计用量：①内生肌酐清除率(Ccr)为40~60 ml/min，肌酐(Cr)为177 μmol/L时，用正常量的75%~100%；②Ccr为10~40 ml/min，Cr为177~880 μmol/L时，用正常量的50%~75%；③Ccr<10 ml/min，Cr>880 μmol/L时，用正常量的25%~50%。

（2）负荷剂量：对CRF患者，大部分药品不需要降低负荷剂量，以求尽快达到所需之治疗血浓度，此值可由公式求得。

（3）维持剂量：是保持治疗所需血浓度而给予的补充剂量，对CRF患者来说常需降低维持量。降低的方法有降低剂量保持原投药间隔时间不变，或不降低剂量延长投药间隔时间，或两种相结合等方法。剂量不变延长间隔法较简便，适用于治疗血浓度范围广而半衰期长的药物；间隔不变降低剂量法适用于需尽量保持有效治疗血浓度的药物，如头孢菌类抗生素；两法结合时常先确定每日总量，再划分间隔。对有肾毒性的药物，如氨基糖苷类抗生素，必须保证有效谷值（最低浓度）来减少毒性反应。

（4）血药浓度监测：由于个体药物代谢速率各不相同，存在明显的个体差异，对有效治疗浓度和中毒浓度很接近者（如洋地黄类）；对联合用药后相互作用强弱判别不明者；对标准剂量呈现无效或中毒反应者都应作血药浓度监测。常用方法有：①峰、谷值法：如峰值过高应减量，谷值过高应延长间隔时间；②药代动力学法：先通过测定获得患者个人对该药品的药代动力学参数，然后重新设计剂量与间隔。当然，数据必须结合临床情况来判断。

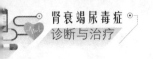

慢性肾衰竭患者应如何使用常用药物

(1) 抗生素:原则是:①尽量避免使用肾毒性抗生素;②按药敏选择用药;③按肾功能调整剂量与用法。具体用法:①可维持原剂量或略减量的:如大环内酯类中的红霉素、螺旋霉素、利福平、多西环素;青霉素中的氨苄西林、美洛西林;头孢菌素中的头孢哌酮和头孢曲松等;但在肾功能中度以上损害时仍需减量。②需调整剂量(无肾毒性,但排泄延缓)的:有青霉素和头孢菌素中的大多数品种,如头孢他啶、头孢噻肟、头孢唑啉、头孢孟多;氟喹诺酮类的氧氟沙星、依诺沙星、洛美沙星等;需按肾功能情况降低剂量和(或)延长间隔。③必须使用有肾毒性药物者应监测血药浓度,如氨基糖苷类、万古霉素、多黏菌素等。④不宜使用:除多西环素外的四环素和萘啶酸等。

(2) 降压药和心血管药:虽大多数药物都主要由肾排出,但因为临床使用中通常都从小剂量开始个体化用药,故很少发生明显毒副反应。建议本类药物均应以常用的最低剂量起用,加强观察,按个体化决定用量。其中,血管紧张素转换酶抑制剂(ACEI)和血管紧张素受体阻滞剂(ARB)应减量,有高钾时应停用,不宜与潴钾利尿剂合用;β受体阻滞剂亦应减量;钙通道阻滞剂(CCB)无需减量;肾小球滤过率(GFR)<30 ml/min 时,噻嗪类利尿剂常无效,宜改用襻利尿剂如呋塞米。

(3) 镇痛剂:应避免使用,尤其哌替啶(度冷丁),可发生癫痫等难以逆转的中枢损害。

(4) 抗肿瘤药:可引起或加重肾衰竭的有顺铂、卡铂、丝裂霉素、普卡霉素和异环磷酰胺等,宜禁用或慎用;需减量使用的有博莱霉素、顺铂、环磷酰胺(CTX)、羟基脲和氨甲蝶呤等。由肾外途径排泄的药物可不调整剂量。

(5) 内分泌和代谢药:口服降糖药因半衰期延长可致低血糖,宜改用胰岛素。轻、中度肾功能不全时格列吡嗪(肝代谢)仍可使用。抗甲状腺药物或甲状腺替代药物多不需调整剂量。

(6) 胃肠道药物:H_2 受体拮抗剂(如西咪替丁、雷尼替丁)应减量,质子泵抑制剂(如奥美拉唑)不需调整;避免使用含铝、镁或钙的制酸剂。甲氧氯普胺(胃复安)应减量至 25%～50%。

(7) 神经系统药物:苯妥英钠应减量使用。

肾衰竭尿毒症的血液净化疗法

肾衰竭尿毒症血液净化疗法是指用人工的方法清除血液中内源性和(或)外源性有害物质,实现去除某些疾病的病因、终止或缓解某些疾病的病理生理过程为目的的一类治疗方法;主要包括血液透析(血透,HD)、腹膜透析(腹透,PD)和其他一些治疗方法。除广泛应用于肾脏疾病领域外,也还应用于其他一些领域中。

血液透析的基本原理是什么

血液透析的基本原理是膜平衡原理,即当半透膜阻隔两种溶质浓度不同的溶液时,溶质会从浓度高的一侧向低的一侧移动,而水分则从浓度低的一侧向高的一侧移动,这称为渗透作用(即弥散作用);如膜两侧的压力不同,则水分和分子量(或分子直径)小于膜孔直径的溶质会从压力高的一侧向压力低的一侧移动,称为对流作用;如扩大膜两侧压力差,水和溶质的移动量与速度都会增加,称为超滤作用。人们依此原理设计出血透的基本模式,即将血液导入膜的一侧,将透析液导入膜的另一侧,便能使血液中积聚的水分和代谢废物如血尿素氮(BUN)、血肌酐(Cr)等得以清除,缺失的钙和碳酸氢根等得以补偿,从而替代肾脏的主要功能,特别是排泄(泌尿)功能和维持机体内环境稳定功能,因此也称为"人工肾"。由于治疗中使用大量透析液,故也有人称为"洗肾"。应当说明的是:①血液透析并不能完全替代肾,尤其是无法替代内分泌功能;②血液透析也不是只清除废物,也清除一些分子量较小的有用溶质,如水溶性维生素和氨基酸等,所以透析本身也能引起代谢和营养问题;③透析用水需严格净化,其要求高于静脉补液用水,因为在一次5小时的血透中血液至少要与150 L水接触与交换,而150 L水相当于正常人100天的摄水总量,因此极微量的污染就足以引发严重的甚至是致死性的后果。

为什么说血液透析是一项被广泛应用的技术

早在1913年就成功设计出了实验用的血液透析装置,但到1943年和1960年才分别用于急性肾衰竭(ARF)和慢性肾衰竭(CRF)的临床治疗。这是因为1938年肝素的纯化和应用解决了体外血液循环的抗凝问题和1940年及1960年的血管通路制作成功才使得血液透析治疗发生了革命性的变化。半个多世纪以来,血液透析已成为一项被广泛应用的技术,日本已达1 600/100万人口,美国1 200/100万人口,西欧国家600～800/100万人口,北欧国家和智利也达500～600/100万人口在接受血液透析治疗;全球受惠于血液透析技术的患者已逾百万。他们不仅赖此生存,并且大部分患者能部分或全天恢复正常工作,其中大部

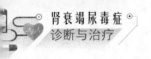
分患者享有较高质量的生活。我国从 1973 年起应用血液透析于临床治疗,规模逐渐扩大,近年发展很快。目前我国接受血液透析治疗的患者,1 年和 5 年存活率已分别达到 90% 以上和 70% 以上。然而,患者长期存活率和生活质量与日本和欧美国家仍有一定距离,主要原因是患者接受透析治疗的时机太晚,致使心血管并发症偏多,严重影响了患者的长期存活率和生活质量。

血液透析的指征是什么

(1) 急性肾衰竭(ARF)。

(2) 慢性肾衰竭(CRF)。

(3) 急性药物或毒物中毒:凡药物或毒物分子质量小于透析膜截留分子量、水溶性高(表观容积小)、蛋白结合率低(游离浓度高)者都可选择血液透析(HD)予以清除,伴 ARF 者则更为适合。较常使用血液透析清除者有:巴比妥类、甲丙氨酯、氯氮、地西泮(安定)、水合氯醛、氯丙嗪,阿司匹林、非那西丁、对乙酰氨基酚,阿米替林、多塞平、洋地黄类、奎尼丁、普鲁卡因酰胺、硝普钠、甲基多巴、二氮嗪、苯妥英钠,环磷酰胺、氟尿嘧啶、有机磷、四氯化碳、三氯乙烯、砷、汞,氨基糖苷类抗生素、万古霉素、多黏菌素等。

(4) 其他:难治性充血性心力衰竭,急性肺水肿,肝肾综合征,肾病综合征(NS),腹腔积液(腹水)回输,高钾、高镁、高钙和高钠血症,低钠和低钙血症,肝性脑病,高胆红素血症,高尿酸血症,精神分裂症和银屑病等。

血液透析有无禁忌证

血液透析无绝对禁忌证,但有相对禁忌证。后者有:①休克或低血压尚未纠正者;②严重的活动性出血未能满意止血者;③严重心脑并发症者,如极度心脏扩大和严重心力衰竭不能耐受血液分流所增加的负荷,或近期脑溢血者;④严重心律失常者;⑤精神障碍不能合作者;⑥全身多器官衰竭者;⑦有经血传染病无可隔离或单独透析设施可资利用时;⑧无法建立临时血管通路者;⑨对透析器材严重过敏者等。

为什么血液透析不宜过晚

一般成人内生肌酐清除率(Ccr)≤15 ml/min 时而糖尿病肾病(DN)患者的 Ccr≤20 ml/min 时就应开始血液透析,因为此时尿毒症的众多并发症尚未完全展现,机体条件也相对较好,此时开始血液透析,有可能延缓这些并发症的发生与发展,不仅可以明显提高存活率,而且可能保有较好生活质量。在等到 Ccr 降至 5～10 ml/min 时开始透析,许多并发症已经发生,血液透析已不能完全阻止其发展,不仅存活率下降,而且病痛缠身。许多患者听说血液透析是终身治疗,以为晚一点血液透析可以减少血液透析带来的麻烦或痛苦。殊不知此举是以缩短生命存续时间和

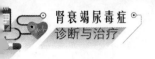
增加尿毒症并发症的发生率和严重性为代价的,而且还增加临时插管等措施带来的风险与痛苦,故绝非明智之选。

血液透析为什么必须建立血管通路

　　前面所述的血液透析发展简史中已告诉读者,血管通路的建立是使血液透析从实验室走向临床,从治疗急性肾衰竭(ARF)走向治疗慢性肾衰竭(CRF)过程中划时代的里程碑。1960年建立的外瘘技术,是以牺牲一支动脉为代价的,虽现已放弃,但在当时却因此挽救了大批因战伤和自然灾害所致ARF患者的生命。1966年建立的内瘘技术几经改良沿用至今,才使上百万的尿毒症患者赖以生存。血液透析的基本原理告诉我们,血液透析必须将血液导入透析膜的一侧,对CRF患者而言,每周必须重复这个过程2~3次,即1年要重复100~150次。由于人体身上没有这许多动脉可资利用,因此必须要建立一个动静脉相吻合的血管通路,平时留存于皮下,使用时用穿刺的方法导出和导入血液,达到可以长久使用又方便操作的目的;又因人身上能满足可制作内瘘条件的血管并不多,所以它是血液透析患者的生命线,保护这些血管也就显得特别重要。

长期血管通路有哪些种类,如何选择

　　长期血管通路(动静脉内瘘)用于需作维持性血液透析的慢

性肾衰竭(CRF)患者,可分为:

(1) 自体动静脉内瘘:常选上肢前臂(有双重血供)动脉及其伴行静脉作吻合,多从腕部开始(以便日后可向肘部后退制作),常选非利侧(非常用的一侧上肢);具有手术简单、使用期长、对患者生活影响小等优点,但有血流量可能偏小、成熟期长和欠美观等缺点。肘部内瘘有血流量较满意和相对美观的优点,但有手术难度较高和并发症较多等缺点。上臂肱动脉、贵要静脉内瘘和带袖套隧道导管不作首选。所选动、静脉直径应分别≥2～2.5 mm,以保证血流量能达 200～300 ml/min 或以上,术中应结扎和切断吻合部附近的小血管分支。术后 3～4 个月(至少 1 个月)内瘘成熟后方可始供使用(所谓成熟是指吻合口后的静脉达到动脉化水平,以保证血流量、穿刺和拔针止血等均较满意,对内瘘的损伤较小,使用时间较长等),过早使用会缩短内瘘可用时间(开存时间)。所以在内生肌酐清除率(Ccr)≤25 ml/min 或肌酐(Cr)≥350 μmol/L 时就可考虑内瘘制作问题。术前应禁止于该侧肢体作静脉穿刺或置管和测量血压等操作,以利保护。术后和使用中可用听诊、触诊、通路血流量测定、动态静脉压测定等方法监测,发现有内瘘血栓形成或吻合口狭窄时,应及时处理。

(2) 移植物血管内瘘:常用于无自体血管可资利用时。移植材料有:①自体大隐静脉;②同种异体血管,包括活体或尸体大隐静脉,尸体股动脉、髂动脉、肱动脉、胎盘脐静脉等;③异种血管,如小牛颈动脉等;④人造血管,有膨体聚四氟乙烯(PTFE)和聚醚氨基甲酸酯(PEU)等多种。其中以 PTFE 最常用,其 1 年

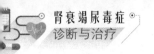

有效率约 70%,成熟期也较短(3~6 周,至少 2 周)。

临时血管通路有哪些种类,如何选择

无袖套双腔导管可在床旁置入,常选股静脉或颈内静脉穿刺的方法置入,导管顶端应分别达下腔或上腔静脉,常可满足 250 ml/min 血流量要求;常用于需短期血液透析治疗的患者,包括急性肾衰竭(ARF)、药物或毒物中毒和其他需短期血液透析治疗的患者,以及长期血管通路尚未制作或已制作尚未成熟或通路失败需重置或修复的维持性血液透析患者。常用的有:

(1) 股静脉穿刺置管:本法操作简便快捷,适用于重危症不能活动者,但有感染发生率高、使用寿命短(宜少于 5 天,最长勿超过 3 周)、影响患者活动和需定时肝素生理盐水冲洗等缺点。有单腔和双腔两种,前者在血液透析操作时需另作浅静脉穿刺以构成回路。

(2) 颈内静脉置管:因需保留一段时间故常选颈内静脉中段穿刺点置入双腔导管,技术上有一定难度,并发症也较多。但有感染率较低、可使用 3 周至数月、不影响患者活动和不必定时冲洗等优点。

(3) 锁骨下静脉置管:操作难度高,并发症多,但有不影响患者头部活动的优点。

(4) 长期留置导管:常选右颈内静脉,置入带袖套的双腔导管,将导管血管外至袖套处理于皮下隧道内,在皮下靠袖套封锁皮肤切口以防感染,袖套外导管尾端部置于皮肤外,供血液透析操作时使用。此法的确切使用寿命和感染及血栓形成等并发症发生率尚有待证实。

什么是初始血管通路失败

　　自体动静脉内瘘初始血管通路失败是指血管通路制作后使用时血流量不能满足临床需要,常由通路未成熟或穿刺不当、制作技术和血管条件等因素造成。移植血管通路失败指术后30天内发生的血管通路失败,原因同上,但以制作技术因素为主。可接受的失败率为前臂直管15%、前臂襻管10%和上臂5%。带袖套建隧道的长期留置导管失败指首次血液透析时最大血流量≤300 ml/min,失败原因亦以技术性因素(如隧道走行不够流畅等)为主。

如何防治血管通路的感染并发症

　　血管通路的感染并发症包括败血症、菌血症和局部感染三类,其发生率、危险性和处理又与血管通路种类有关。
　　(1)血液透析(HD)患者败血症发生率为常人的100~300倍,常有高热、寒战等全身症状和可获阳性血培养;除因患尿毒症外,主要与血液透析操作和血管通路本身有关。插管相关的

99

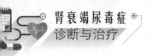

血源播散性感染的发生率为 3～4/1 000 导管日,而自体动静脉内瘘败血症发病率仅 0.05/(患者·年),两者相差 20 倍以上,所以应尽量采用自体动静脉内瘘。目前临床上插管使用仍较多,除因血管条件原因外,更多见于透析开始过晚,以致没有充裕时间制作内瘘或来不及等待成熟,被迫使用插管。其结果使发生致命性的导管相关败血症的危险性骤增。

(2) 导管相关菌血症也常可发生致命性后果,故应全身用药 3 周,36 小时内无效即应拔管;抗菌治疗有效者待血培养转阴性超过 48 小时后,于稳定期方可重置导管;重新置管时须变更部位和血管,不宜使用原血管和原部位。无法继续血透者应及时改作腹膜透析。为发现导管相关菌血症,应定期经导管采血做血培养。

(3) 目前,自体动静脉内瘘局部感染率和菌血症的发生率分别为 1% 和 4%,期望目标是＜1%。移植血管局部感染率和菌血症发生率分别为 11% 和 20%,期望目标是 10% 以下。内瘘感染多因患者卫生习惯不良和(或)穿刺污染所致。一旦发生,应作细菌培养和药敏试验,并尽早局部和(或)全身使用抗生素,疗程为 6 周,无脓栓形成常不必切除内瘘。移植血管的局部感染,可在抗生素应用下切除感染节段。如感染广泛或于植入后 1 个月内发生,应摘除移植物。

(4) 临时插管的局部感染则应给予局部和全身抗菌治疗,必要时可换管。

(5) 仅为出口部位的带袖套建隧道导管感染,可局部抗菌治疗不必拔管。如累及隧道应静脉滴注抗菌药物,视效果决定是否拔管和重新置管。

血管通路还有哪些常见的并发症,如何防治

（1）血栓形成和狭窄：血栓形成是最常见的并发症,也是血管通路失败的最主要原因。①自体动静脉内瘘发生血栓形成较少,然一旦形成后治疗成功的机会也较少。其发生的原因与血管吻合技术、术后肢体受压、解剖或基础疾病、穿刺损伤、低血压状态、长期使用促红细胞生成素(EPO)、感染引起的血栓性静脉炎和静脉内膜增生等有关。血栓形成可先行药物溶栓,无效者应予以手术治疗。②移植物血管通路血栓形成的发生率要高于自体动静脉内瘘1倍以上。约70％是由内皮及纤维肌性增生造成的吻合口或其远端静脉狭窄所致。一旦发现应立即治疗,包括外科手术切除、药物或器械溶栓等。③带袖套建隧道导管常先有纤维蛋白鞘形成,可用勒除器剥离。伴血栓形成的可在导管内灌注尿激酶,必要时手术取栓。若伴有导管位置不良或长度不够,可在钢丝导引下换管。

血栓形成的药物预防价值尚无定论,由于狭窄是引起血栓形成和血管通路失功能的主要原因,故对无血栓形成的狭窄也应处理。目前认为狭窄超过通路内径50％、有血栓形成史、透析时静脉压持续偏高、再循环率上升、体检发现通路异常、透析效率下降和通路血流量下降者,应予以手术解除狭窄。

（2）内瘘瘤样扩张和真、假性动脉瘤形成：常在通路使用数

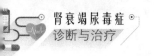

月或数年后发生,多见于动脉化的静脉段、吻合口附近和动脉端穿刺点远端部位;与内瘘使用过早(尚未成熟就使用)、持续高静脉压、固定点反复穿刺、穿刺点近心端狭窄及手术技巧等有关。应避免在病变部位穿刺以防止大出血。对自体动静脉内瘘动脉瘤,除非累及吻合口,一般可不手术。当移植物血管通路的假性动脉瘤迅速增大、超过移植物直径2倍、皮肤张力过高和有感染、表面皮肤溃破、估计有破裂危险和穿刺部位不敷使用时,应切除动脉瘤或做间插式血管移植。

(3)肢体缺血:血管通路远端肢体缺血可发生于术后数小时至数月,多见于老年人、糖尿病患者、原有血管结构异常和动脉硬化者或同侧肢体多次制作内瘘者。轻度缺血者可感肢体发凉、皮肤温度下降,随时间推移多能好转;重度者则可出现神经病变和肌肉萎缩,应予手术矫正。

(4)窃血综合征:主要见于桡动脉与头静脉侧侧吻合术式患者中,现已被桡动脉与头静脉改良型侧侧吻合及端端吻合术所取代,故已少见。

(5)手肿胀综合征:常因手部静脉高压引起手部持续性水肿,与吻合术式有关。改变血管吻合术式可避免或减少发生。

患者应如何保护临时血管通路

临时血管通路最常用的是双腔导管,首先要避免其堵塞。对位于下肢的要防止因穿裤、如厕、肢体活动等引起的导管打褶;对位于颈部的要防止因穿衣、衣领过紧和头颈部活动等引起的导管打褶,这些都易引起导管堵塞。一旦发生堵塞,应立即找医师处理,千万不可将血凝块朝体内方向推送,以防栓塞其他器官,但可以抽吸。必要时可予以溶栓和抗凝治疗。对下肢插管定时使用肝素盐水冲洗有一定预防作用。其次是要防止导管滑脱,下肢插管尤易发生,常由固定缝线断脱后因肢体活动造成。一旦发生导管滑脱应立即找医师处理,千万不可自行将导管推向体内,以防造成感染。第三是防止感染,除定时消毒、更换敷料外,不能在无防护下擦洗,包括沐浴。发现皮肤切口或导管周围有红肿渗出,应即找医师处理。第四是防止出血,常见的是导管肝素帽脱落,一旦发生应立即找医师处理。

应如何保护自体动静脉内瘘

　　人体可供制作自体动静脉内瘘的部位有限,而内瘘对实施维持性血液透析来说是先决条件。因此,内瘘对血液透析患者的重要性就宛如生命,所以要悉心保护。在内瘘制作前,就应对拟作内瘘侧肢体加以保护,包括禁止在该侧肢体测量血压和作静脉穿刺,如抽血或补液等。内瘘制作后,在拆除缝线前,应注意防止伤口感染和出血,故应及时更换敷料(换药)。在拆除缝线后数日起就应开始锻炼,通常在吻合口近心端(如肘关节上方或下方)加压后作屈肘运动和握力锻炼,以加速内瘘成熟。平时应避免该侧肢体负重,保持皮肤清洁。经常触摸吻合口附近血

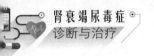
管,注意震颤是否存在或出现变化,当出现疼痛或震颤消失等变化时应及时找医师诊治。

当内瘘开始使用时,动脉端进针点宜选在距吻合口 2～3 cm处的静脉上,针尖逆血流方向进针,静脉端针尖则顺血流方向进针,两针相距最好能有 8 cm。每次操作应更换进针点,避免在原穿刺点针眼上进针。血液透析结束拔针后,压迫止血时间不宜过短,以免造成针孔流血;止血后应覆以消毒敷料,当日不宜沐浴,以防感染。当进针处血管受损不能使用时,应将动脉端穿刺点朝吻合口方向移动,静脉端穿刺点则逆吻合口方向移动。如有内瘘瘤样扩张和真、假性动脉瘤形成,应以弹力绷带包扎保护,避免碰撞,以防破裂出血。冬季内瘘侧内衣衣袖应宽松或装拉链,以便操作。

所谓"人工肾"是什么样的装置

所谓"人工肾"即血液透析装置(系统)。它由透析器、透析机和透析液供应系统、血循环回路和肝素化系统,以及附设的监测与反馈系统等几个主要部分组成。

(1) 透析器:为血液与透析液交换点,是真正起透析作用的装置。

(2) 血液循环回路:由动脉端穿刺针、动脉端血路管、透析器、静脉端血路管和静脉端穿刺针组成。在动脉端血路管中有一段可置入血泵中的泵管。血泵驱动血流、增加膜两侧压力差和控制血流量。在血泵前和后有动脉端压力监测点,在静脉端也有压力监测点。肝素泵按预设要求经肝素泵管推注肝素入血。肝素泵管常于血泵和透析器间连接于动脉端血路管上,使用低分子量肝素(LMWH)后肝素泵已很少用。在静脉端血路管上设有空气检测器和空气捕捉器以检测、报警和方便排出气体。另有补液导管多根分别连接于血路管多处,以备不时之需。在两根血路管上设有标本采集孔,以便采血化验。

(3) 透析液管路:由两根透析液管和透析器组成。透析液从透析器静脉端进入透析器的透析液腔隙,从透析器的动脉端导出,与血流成相向流动,构成逆交换形式,使温度、压力和溶质浓度差保持最佳状态。血液与透析液在透析器内由透析膜所阻隔,并在该膜处实现弥散与对流,完成透析过程。在膜两侧的由压力传感器测知压力差,即跨膜压(TMP)。透析液管路中流动的是具有设定负压、温度和去气泡的透析液。在管路中有温度检测、报警和反馈系统,以确保温度适宜。漏血检测器通常接透析液流出管,以发现漏血并可报警和自动采取相应措施。有些装置,在两根透析液管路上设有标本采集孔,还有些较先进的装置可自动测定尿素浓度,累积运算完成透析充分性计算。

(4) 透析机:能将透析用水与浓缩的一种或几种透析液按一定的比例混合后以精确的速率、压力(负压)和温度输入透析器,并装有多种监测和调控装置。通过改变血液循环和透析液的量和(或)压力,通过改变弥散与对流清除程序、比例和量,结合使用不同种类的透析器,可实施一系列透析技术。新型透析机还能通过监测透析液的理化性质和生化变化,来反映临床情况和

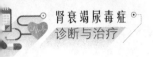

评价透析充分性和效果等。

透析用水有什么要求

透析用水有严格要求,现已知需从透析用水中去除或加以限制的物质主要是微生物及其产物(包括细菌、病毒和内毒素)、化学物质(包括残余氯和氯胺,钠、钾、钙、镁等阳离子和硝酸盐、亚硝酸盐、亚硝胺、硫酸盐和氟化物等盐类)和微量元素(铝、铜、锌、镉、砷、汞、铅、银、铁、硒、铬、硅和钡等),以及不溶性颗粒。目前各国使用的透析用水技术标准不尽相同,我国采用的是美国的 AAMI 标准。提供这样的水需要有一个由过滤器、超滤器、碳滤器、软化器、离子交换装置和连续电去离子交换器、反渗透系统、紫外灯、贮水箱、水泵、输送管道和监测仪表等组成的系统,按水源水质情况配置,按规范操作和维护来保障。

透析液成分有何特点

透析液多为市售的 35 倍浓缩透析液,按比例与透析用水混合后的主要离子浓度与正常人血浆相比大体相当。由于血液透析主要用于慢性肾衰竭(CRF)患者,故其中钾和镁浓度低于正常,分别为 1.5~2.0 mmol/L 和 0.25~0.75 mmol/L。钠和氯分别为 138~145 mmol/L 和 98~112 mmol/L,与血液正常值接近。钙可分为高(1.88～2.25 mmol/L)、中(1.5～1.75 mmol/L)和低(1.0～1.25 mmol/L)三种,可按年龄、血钙和骨病、是否有甲状旁腺功能亢进和使用大量维生素 D_3 治疗等情况分别选用。为纠正酸中毒,碱剂亦需高于正常,常用碳酸氢钠(30～35 mmol/L);以往曾用过醋酸盐透析液,鉴于其对心血管和肝脏有不良作用,现多已弃用;不过现时所用的碳酸氢钠透析液中仍加入 2.5～10.0 mmol/L 的醋酸钠以维持其稳定性,虽可避免上述不良反应,但仍可刺激机体释放炎症因子和影响磷代谢,尚非完美,新型不含醋酸盐的碳酸氢钠透析液则还在研制中。通常不含葡萄糖。为防止碳酸氢钠和钙及镁离子反应产生沉淀,需分装成 A、B 两液,使用时按比例分别输入透析机,在那里与透析用水混合成透析液,经加温至设定温度和抽成指定负压并祛除气泡后按要求速度(一般为 500 ml/min)经透析液管路注入透析器透析液间隙。这些市售透析液较医院自行配制的透析液质量更稳定,但不利于个体化治疗。由于透析患者中绝大多数为慢性肾衰竭患者,所以基本上也能适用,个别需要特殊处理者,可经静脉输液管路酌情补充调整。

血液透析为什么需要抗凝

在血液透析发展史中另一个重要的里程碑是肝素的发现、纯化和临床应用。血液透析和其他体外循环技术一样,血液会在体外装置中凝血。血液透析时发生凝血还与透析器膜成分、

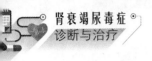
表面极性、面积和结构，与操作时的血流量、超滤率，与使用的血液管路长度、直径和成分，以及与患者的基础疾病情况和个体差异等因素有关。为达到既能防止凝血，又不引起出血的目的，必须合理使用抗凝技术。最常用的抗凝剂是肝素。本法出血并发症明显减少，但并未完全避免；出血可用鱼精蛋白对抗，但效果不如肝素，血小板减少和过敏罕见。

有高危出血倾向的血液透析患者如何选择抗凝技术

在有出血倾向时使用抗凝药物有导致出血的危险。但对有出血倾向而又必须做血液透析的患者来说，停止血液透析意味着结束生命；而使用常规抗凝方法必然导致出血，也危及生命。在这种两难境地下，人们研究出一些方法，以减少出血危险性为前提，同时能完成血液透析。对有出血倾向的高危患者来说重点是防出血，而非防凝血。可选用的技术有小剂量肝素化法（或称边缘肝素化）、低剂量及极低剂量肝素化、无肝素透析和局部枸橼酸抗凝法等。

如何选择透析器

透析器是血液透析（HD）的核心部分，由它决定透析效果。

决定透析器特性的主要是透析膜,它有以下特性:

(1) 膜面积:在一定范围内,膜面积与溶质通过量成正比,但太大面积不仅不能增加透析效果反而增加体外血量,加重心脏负荷,故常选 1.2~1.3 m^2。

(2) 膜阻力和膜厚度:此与溶质通过量成反比,膜阻力小、膜厚度薄,透析效果好,但膜不可能没阻力也不可能过薄。

(3) 膜转运系数:膜面积、膜阻力、膜厚度、表面极性、膜孔等特性决定了溶质过膜情况,此称为膜转运系数。与血流量和透析液流量一起,决定了溶质通过量,即透析清除量或补偿量。

(4) 膜材质:按膜化学结构可分为纤维素性、半合成和合成膜三大类。纤维素性膜亲水性高,遇水后增厚,使膜阻力增加和膜通透性下降。合成膜虽较厚,但为疏水性,遇水不增厚,故膜通透性高于纤维素性膜。合成膜对蛋白吸附性强,大量超滤或滤过时性能下降较快,半合成膜居两者之间。

(5) 膜结构:可分为对称性和非对称性两种。非对称性膜以光面与血液接触,以多孔耐压支持结构面与透析液接触,故膜通透性和耐压性均较高,常用于滤过。常用的有聚丙烯腈(PAN)、聚甲基丙烯酸甲酯(PMMA)和聚砜(PS)膜;PAN、PA 和 PMMA 膜有极低亲水性和蛋白吸附性。

(6) 膜表面极性:此可影响极性溶质的弥散和对流或超滤通过。如令膜表面带负电位,可阻止蛋白质通过膜来减少血液透析中蛋白质丢失,并可减少凝血。

(7) 膜生物相容性:指膜与血液成分发生相互作用的状况。纤维素性膜(如铜仿膜和醋酸纤维素膜等)可激活补体使白细胞

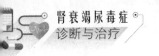

羁留于肺毛细血管,造成透析低氧血症。产生白细胞介素1和肿瘤坏死因子等引起透析后低热、疲劳和食欲减退等症状。常用膜中铜仿膜透析器生物相容性最差,PAN和PMMA膜较好。

(8) 膜通透性:主要取决于膜孔和荷电等特性。按对溶质的通透性可分为传统、高效和高通量三种;以膜尿素转运系数、超滤系数和膜亲或疏水性来定义和划分。传统透析器为亲水性,高效透析器居中,而高通量透析器为疏水性;传统透析器膜结构为对称性,高效透析器居中,高通量透析器为非对称性。

(9) 其他:①超滤系数:指透析器在跨膜压(TMP)为1 mmHg时,每小时可超滤出液体的毫升数。以合成、非对称性膜为高;②清除率:通常以尿素为代表;③血室容量:指透析器血液侧腔隙总容量;④最大耐受压力:指该透析器使用时TMP不宜大于此值。这些数据常由厂方在实验室测定后标示,通常略高于临床应用时的测定值(因临床和实验室条件不同)。

传统透析器膜对小分子物质清除有效,清除中分子物质相对低,水通透性低,可激活补体,适用于普通透析,不宜用于高效透析。高效和高通量透析膜对大、小分子物质的清除率都高于传统透析器,生物相容性高,可用于血液滤过和短时透析。

如何选择血流量、超滤量及透析液流量和温度

(1) 血流量和透析液流量:在一定范围内(血流量<500 ml/min,透析液流量<800 ml/min),透析清除率与血流量和透析液

流量成正比,提高血流量和(或)透析液流量,可提高清除率,这是高通量透析的理论基础之一。临床常用的血流量为200～250 ml/min,透析液流量为500 ml/min。透析液流量的上限是血流量的2倍,所以高效率透析的血流量＞300 ml/min时,透析液流量应＞600 ml/min。这一特征对小分子量溶质清除特别有用。

(2) 跨膜压(TMP):即透析膜两侧的压力差。TMP越大,对流或超滤作用越强(并非完全呈线性关系),但太大会导致破膜。通过调节和控制TMP,便可控制超滤或滤过,实现预期的水和溶质清除目标;如预设拟清除水量可由透析机自动分配至单位时间,通过自动调整TMP来实现水清除目标。在这个对流过程中被清除溶质的浓度与患者血浆中溶质浓度接近(取决于筛系数),被清除溶质分子量范围主要受膜孔限制,水与溶质的清除速率受超滤系数、膜通透性和筛系数等特性限制,膜的耐压能力由膜和膜结构特征所决定。

(3) 水清除量的设定:一次透析水清除量最好控制在患者体重的4％以内为宜,这将不会对机体内环境稳定产生明显的不利影响。对有明显水潴留者则只能尽可能地先解决过多水分对心、肺和脑等重要器官的严重危害,兼顾机体内环境稳定,但一次透析仍不宜清除太多水分。透析末患者应争取达到干体重,即机体能接受的最低含水量。这通常不易达到,主要因患者在透析间期摄水过多或不能耐受超滤。

(4) 透析时间:在一定范围内(如在6小时内)透析时间与透析清除量成正比。这对分子量较大的溶质尤其重要。与短时高

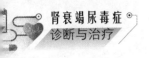
效清除相比,长时间低清除率透析方式对患者内环境和心肺功能稳定有重要意义,这是发展连续透析或滤过的理论基础之一。

(5) 透析液温度:一般用 36.5～38 ℃。鉴于透析过程中患者散热减少,故主张低温透析,实践证实此对心血管功能不稳定者有益,可减少透析低血压发生率和增加对超滤的耐受力。

何谓干体重

干体重是指在血液透析(HD)时患者所能耐受的、尚未发生或即将发生容量性低血压时,体内无可发现的水潴留状态下的体重。显然,这并非生理状态下的体重。理想状态下干体重约比生理状态下的体重,即无水潴留、容量正常状态下的体重,要轻 2%～3%,这意味着患者有可耐受的"轻度脱水"。在本次透析后至下次透析前,患者体重又恢复到生理体重的 102%～103%,此时亦应无可发现的水潴留,血容量和血压不增高,或仅稍增高。换言之,两次透析间期患者体重变化为 4%～6%(以 3%～5% 为最佳),这使患者在整个治疗阶段,无论血容量还是体液总量、细胞内液量和组织间液量,都保持在既不过低又不过高的状态,以保证各脏器功能正常运行,有效地降低并发症发生率。由此可知,达到干体重的患者应当没有水肿或脱水;X 线胸片上肺野清晰,无胸膜炎征象,心胸比例<0.5(这指没有基础心脏病和没有高血压的患者)。在透析时和透析间期没有明显高血压或症状性低血压。

应当指出,每个患者的干体重并不相同,同一患者在不同阶段的干体重也并不相同,主要与胖瘦关系较大。有些患者可能永远都达不到干体重,特别是那些容易发生症状性低血压的患者。鉴于症状性低血压有一定的危险性,为纠正症状性低血压又需补入大量生理盐水,不利于透析过程中的水分清除。大多数患者在发生症状性低血压前有一些预兆,如倦怠、哈欠或其他不适感等,此时即应停止脱水(超滤)或可避免发生症状性低血压。所以,对那些不易达到干体重的患者不要刻意去追求指标,改为控制入水量和减少透析间期体重增加值,可能更为安全。

血液透析患者的饮食应如何控制

维持性血液透析(MHD)患者与慢性肾衰竭(CRF)患者相比,饮食要开放得多。以成年人无尿或尿量<500 ml/d患者每周血液透析2次为例,每日应摄入蛋白质1~1.2 g/kg,脂肪(低胆固醇)40~60 g,盐3~4 g,钾小于1 300 g,水(食物中含)1 000 ml,热量167.2 kJ/kg(40 kcal/kg),饮水300 ml。如患者尿量>500 ml/d,每日尚可再增加饮水500 ml和盐1~2 g。若每周透析3次,则每天可摄入蛋白质1.3~1.4 g/kg、盐4~5 g、钾1 500 mg、水(食物中所含)1 200 ml,脂肪、热量和饮水与每周透析2次者同,有尿患者的再增加量亦与每周透析2次者同。由于透析清除磷能力有限,故仍需限磷,每日摄入量以800~1 300 mg为宜,可根据所测得的血钙、血磷和甲状旁腺素(PTH)数值加以调整。

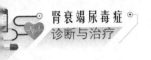

由于透析可清除水溶性维生素,可酌情补充。由此可见,MHD患者的饮食已接近常人,需要按临床和治疗方式控制的是水、钠、钾和磷,需要稍增加的是蛋白质和水溶性维生素。

影响血液透析效果的因素有哪些,什么是透析剂量的个体化评估

影响血液透析效果的因素颇多,前文所述种种因素,如指征掌握、血管通路、抗凝技术、透析装置、水处理系统、透析液成分选择、透析器和透析参数选择等。为提高透析患者的生存期与生活质量,应特别重视透析开始时机、透析剂量的个体化评估和透析充分性评估。

所谓透析剂量的个体化评估,可按经验、临床和个体化3个层面进行。①经验评估:以患者残余肾功能内生肌酐清除率(Ccr)加上透析所补偿的清除率之和>15 ml/min 为标准。若患者残余肾功能(Ccr)为 0~5 ml/min,透析器清除率(Ccr)为 185 ml/min,若每周透析 3 次,每次 4 小时,可以补偿其 Ccr 13 ml/min,加上残存肾功能,其和为 13~18 ml/min,应可保证其生活质量。②临床评估:以患者内环境稳定、尿毒症症状消失、可维持正常生活、每次透析前生化和临床检查都较为满意为标准。③个体化评估:包括社会、经济因素在内的各种个人因素,选择相应的透析技术和透析器材来达到上述的全部或部分目标。

怎样达到透析充分性

透析不充分是引发各种并发症和导致维持性血液透析患者死亡的常见原因之一。鉴于尿毒素和尿毒症综合征发病机制尚未完全阐明,要确切地回答多少透析量才算充分仍十分困难。现时临床所用的充分性概念是以蛋白质代谢为核心,以尿素及其动力学为计算基础,根据尿素浓度改变与病死率、并发症发生率密切相关的事实,所提出的简约概念。它们并不足以反映众多的尿毒素及其潴留情况,也未能兼顾其他临床情况,选择了便于计算的一室模型,故与实际情况仍有差距。尽管如此,仍不失为是一些很实用的量化指标,现简述如下:

(1) 尿素清除指数(Kt/V):Kt/V 以 1.2~1.4 较为理想。Kt/V 是一次透析量评估中重要的但不是唯一的指标(计算方法略)。

(2) 平均时间尿素浓度(TACurea):由于尿毒症症状与尿素的均值关系较一次峰值更为密切,而 TACurea 可反映尿素的清除量和增加量(包括代谢分解和摄入),采用它作为评价透析充分性指标较为合理。TACurea 指一个透析周期内的平均血尿素浓度(计算方法略),除受透析因素影响外,还受残余肾功能和尿素生成率等影响;以<17.9 mmol/L(50 mg/dl)为理想,此时病死率、心血管和胃肠道并发症明显降低。TACurea 过高反映尿素生成与透析剂量间不相称,为透析不足和(或)饮食过多或分

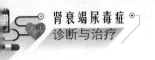

解过甚;TACurea 过低反映饮食与营养不足,均当纠正。TACurea可指导透析频度设计,可通过改变 Kt/V 和改变透析频度来实现指标。下次透析前的尿素浓度由尿素生成、残余肾功能和尿素分布容积所决定,由尿素生成情况可推算出蛋白质分解率(PCR)和饮食蛋白质摄入量(DPI)和其他营养状态指标。

(3) 蛋白分解率(PCR):是一个既反映营养状态又反映透析充分性的指标(计算方法略)。结合 Kt/V 可判断透析充分性,PCR 以>1.1 g/(kg·d)为理想,<0.8 g/(kg·d)提示营养不良。

以上 3 个指标,应结合临床判断。例如:①Kt/V 和 DPI(计算方法略):最佳 Kt/V 在 1.2~1.4,DPI 在 0.9~1.4 g/(kg·d);②Kt/V 和标化死亡率关系:Kt/V 增加 0.1,糖尿病和非糖尿病透析患者死亡危险性分别下降 5%和 7%;③Kt/V 中尿素分布容积(体重)与营养状态有关;④使用标准 Kt/V 可推断治疗的相当性。

其他指标包括:①尿素下降率(UUR),<0.6 死亡危险性增加,0.65~0.7 较为满意;②溶质清除指数(SRI),>70%为好;③最佳舒适度和依从性等。

血液透析有哪些主要的急性并发症

血液透析的急性并发症主要有:心血管并发症(包括低血压、高血压、心力衰竭、心律失常、心包炎和心包压塞、动脉粥样硬化、心绞痛和急性心肌梗死、心搏骤停和脑血管意外等)、透析器首次使用综合征、失衡综合征、痛性肌痉挛、低血糖、出血、发热、透析低氧血症、急性溶血和空气栓塞等。

什么是血液透析引起的症状性低血压,怎样预防

   血液透析时发生血压降低是十分常见的现象,伴有临床症状者称症状性低血压,发生率为 25%~40%,产生严重症状的为 15%~30%,约占所有急性并发症的 1/3,几乎所有透析多年的维持性血液透析患者都曾发生过症状性低血压。常发生于透析开始后不久或近结束时,可有恶心呕吐为先导,但更多为突然发生的血压急剧下降,血压可降至 0,抢救不及时可致死。以老年人和女性多见。主要因水清除速度过快,导致有效循环血容量不足而引起;常见原因有超滤过速、弥散下高超滤、使用低钠低钙醋酸盐透析液、透析液温度较高、透析器材容量过大、膜相容性差和顺应性高、短时高效或高通量透析、干体重估测过低、透析器材过敏、服用 β 受体阻滞剂或维拉帕米(异搏定)或硝酸甘油类药物,以及患者原有心律失常、心力衰竭、心包炎和糖尿病等。一旦发生,即取平卧位、吸氧、降低血流量和超滤率、快速补入生理盐水后常可迅速纠正;若无效,应立即停止透析。

   由于引起症状性低血压的最主要和最常见原因是超滤过快和(或)超滤量过大,所以严格控制患者的入水量、透析间期体重增加量、透析脱水量及速度,以及不急切追求干体重等措施有重要的预防意义。其他措施包括透析日停服降压药物、透析过程中不要进食、改用低温透析等也很有帮助。积极治疗原有的心血

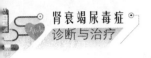
管疾病、糖尿病、神经系统疾患,必要时改用序贯透析或血液滤过等技术也颇为有益。过于频发和不能耐受者可改行腹膜透析。

血液透析过程中发生严重高血压是什么原因,如何防治

透析过程中发生高血压也是十分常见的急性并发症。多见于透析开始后1~2小时、结束前和结束后;个别患者可十分严重和顽固,可引发心力衰竭和脑溢血。透析中血压突然升高多见于超滤过多或过快、失衡综合征、低钠透析或紧张恐惧等,尤多见于原有高血压者和有水潴留者。少数患者与肾素-血管紧张素-醛固酮(RAA)系统被激活或机体血压调控反馈机制受损有关。治疗包括紧急时的静脉使用降压药物、调整透析方案(如改血液滤过)、辅以适宜的常规药物治疗和加强透析间期处置等。

血液透析还有哪些心血管并发症,如何防治

45岁以下的血液透析患者心血管并发症发生率比自然人群高100倍,其余各年龄组则至少高5倍,在我国占肾衰竭患者死因的35.4%,在美国要占50%以上,以心律失常、心肌病和缺血性心脏病为多见。其确切原因还不清楚,但至少与动脉壁钙沉积、脂质代谢紊乱、微炎症状态、营养等诸多因素有关。

（1）心力衰竭：现已罕见。主要见于容量过负荷、原有高血压、心脏扩大、心功能减退、严重贫血者；或因透析过程中发生严重心律失常、心包炎或心包压塞、急性心肌梗死而造成。可由透析中发生寒战、高热等透析反应所诱发。

（2）心包炎和心包压塞：发病率为10％～15％,占肾衰竭患者死因的5.5％～6.0％；透析早期常为尿毒症性心包炎,由肝素化所加重。透析中突然出现心包压塞征象者,应停止透析；必要时行心包穿刺引流,改行腹膜透析。透析中、晚期的心包炎发病机制未明,但可能与过敏和病毒感染等有关。

（3）动脉粥样硬化：是造成心血管意外的主要原因之一。与自然人群相比,血液透析患者动脉粥样硬化发生率显著增高。除传统的动脉粥样硬化的易患因素,如高血压和高血脂、脂蛋白和同型半胱氨酸增高等外,维持性血液透析患者还普遍存在微炎症状态和营养炎症动脉硬化综合征、氧化应激反应等加重动脉硬化的因素。75％以上维持性血液透析患者伴左室肥厚或扩大（与容量/阻力负荷增加和心肌病变有关）,血管钙化、心冠状动脉等中动脉有骨基质蛋白沉积和平滑肌细胞破坏（与钙磷代谢有关）常见,心律失常和心绞痛增多。

（4）心绞痛和急性心肌梗死：心绞痛发生率增高。血液透析患者还可因主动脉顺应性下降使舒张期心内膜下灌注不足而发生心绞痛。约75％维持性血液透析患者有严重冠心病证据而从无症状,此与自主神经病变和活动受限有关,这使猝死的危险性增加。一旦发生,除立即予以常规处理外,还应降低血流量和超滤率；发生持续心绞痛和心肌梗死者,则应停止透析。

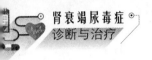

(5) 严重心律失常:血液透析时发生心律失常颇为常见。常见的有室性期前收缩、非阵发性短阵室性心动过速、室上性心动过速和心房纤维颤动等。透析末心房颤动常持续至透析后 1～2 小时,多能自动复律。若心室率不快、无心肌缺血及低血压症状者可不予特殊处理,但应密切随访。严重高钾血症者可发生窦房阻滞、房室交界性心律、室性自主心律、房室传导阻滞合并束支传导阻滞,甚至发生窦室传导等致死性并发症。心律失常的药物治疗剂量应按其肾及透析清除率予以校正及补偿。

(6) 心脏骤停:除与基础疾病有关或已处濒危状态者外,主要因电解质或酸碱度变动过快和透析技术因素等所致。一旦发生,应立即停止透析,按常规心肺复苏和针对病因及诱因施治。

(7) 脑出血:占血液透析患者死亡的 21.7%。多见于高龄、长期高血压、接受血透治疗后血压控制不理想、透析中高血压加重的维持性血液透析患者;还与肝素化、糖代谢、脂代谢和血管硬化等有关。

什么是透析器首次使用综合征,如何处理

首次使用透析器时可发生程度不等的与膜有关的超敏(变态)反应,称透析器首次使用综合征。首次使用铜仿膜和纤维素膜透析器时约 1/60 000 发生较严重的超敏现象(第 I 型反应),为血膜相互作用所致。使用血相容性较高的合成膜则较少发生。大多发生于透析开始后 5～30 分钟,患者诉内瘘部位灼热

感,遂波及全身,血压降低、呼吸困难,并有窒息与濒死感觉,甚至心脏骤停。轻者仅有瘙痒、荨麻疹、咳嗽、喷嚏、鼻过敏、眼部水肿、腹部绞痛或腹泻等。应立即停止透析,舍弃余血;并予抗过敏处理。复用透析器和停用环氧乙烷消毒的透析器材等可减少发生。另在3‰~5‰例次透析中患者发生胸痛、背痛等与透析膜有关的非特异性症状(第Ⅱ型反应),常仅需对症处理和复用透析器便可缓解和减少发生。

何谓失衡综合征 ⊃

失衡综合征系指在透析过程中或透析后不久出现的以神经精神症状为主要表现的临床综合征。多见于刚接受血液透析治疗的严重氮质潴留与酸中毒者、使用高效或高通量透析器作短时透析者中。重型者可表现为癫痫样发作、昏迷甚至死亡。发病机制尚不完全清楚。被认为主要是因血液内潴留的代谢产物被过快清除、酸血症被过速纠正、葡萄糖转移、渗透浓度改变等引起以脑水肿为病理生理基础的临床变化。对已发生者可用高渗溶液静脉注射和症状治疗,严重者应停止透析,及时给予生命支持措施。使用诱导透析有预防价值。所谓诱导透析,即用低血流量、低透析液流量和短透析时间方法,连续多天并逐步增加透析量,尤其是弥散清除量,使血液中溶质浓度呈梯度下降而非急速下降,这可使细胞内,尤其颅内和脑细胞内溶质浓度也能随之逐步下降,以避免发生脑水肿。

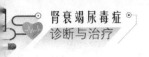

何谓痛性肌痉挛

痛性肌痉挛在血液透析患者中发生率可高达 20％,多在透析结束前发生。多见于小腿、足部,偶见于上肢或背部肌肉发生肌痉挛。其机制被怀疑可能与低渗性(尤其是缺钠性)脱水有关,故给予等渗或高渗盐水可控制症状。

透析时发热是何原因

透析时发热可由感染或热原反应(PR)所引起,以后者为主。PR 多在透析开始后不久出现寒战、高热,多因操作不妥或水质不良、杀菌剂使用不当、水处理系统设计错误和反渗透膜受损、复用透析器及血路管或透析机消毒后甲醛残留、细菌及其碎片污染或残留内毒素过高等所致;亦可因透析中输血、输液反应等引起。可立即给予异丙嗪等药物,严重时应中止透析。在透析1～2 小时后出现发热者,多见于复用透析器内甲醛残留过高、控温系统故障或动静脉穿刺部位感染等。

为什么血液透析常有出血并发症

肝素化可引起各种内出血,包括消化道、心包腔、胸腔和颅内等。血路管道脱落、咳开或透析膜破损等原因均可引起失血。尿毒症本身可引起血小板功能障碍、毛细血管通透性增加和贫血,血液透析对此改善甚微;胃肠道和透析本身的血液丢失,不仅加重贫血,还降低患者对失血的耐受性。

其他透析急性并发症还有哪些

(1) 透析低氧血症:多见于使用醋酸盐透析和纤维素膜透析器时,现已少见。

(2) 低血糖:主要因血液透析使尿毒症原有外周胰岛素抵抗得以改善,即对胰岛素敏感性有所增强,遂引发低血糖反应。故对应用胰岛素的血液透析患者宜降低其胰岛素用量和使用含糖不低于 5.5 mmol/L(100 mg/dl)的透析液。

(3) 急性溶血:可因透析液温度过高、透析液误配致使渗透压过低、透析用水中氯铵、硝酸盐、铜离子过高,异型输血或输入含抗体的血液等引起。

(4) 空气栓塞:现已罕见。

血液透析主要有哪些远期并发症

随血液透析技术发展,长期存活者逐年增加,长期透析带来的各种并发症严重影响患者的工作和生活质量。其中部分

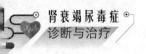

是因慢性肾衰竭(CRF)的病理生理过程并未因透析而停止,由于患者生命延续使其有机会得以展现;另一部分是由透析导入的问题。后者主要包括贫血、透析骨病、透析痴呆、蛋白质-热量营养不良(PEM)、感染和免疫、心理障碍、透析性周围神经病变、皮肤瘙痒、白内障、男性乳房发育、阴茎持续勃起和性欲丧失等。

为什么血液透析患者常有贫血,该如何纠正

维持性血液透析并不能满意地纠正贫血,这与仍然存在的尿毒症状态、透析失血和频繁的血标本采集等有关;核心问题仍是促红细胞生成素(EPO)不足。通常在红细胞压积(Hct)＜30％时开始使用 EPO。最佳目标值仍在探索中,推荐的是血红蛋白(Hb)110～120 g/L,即 Hct 33％～36％。剂量和给药途径仍有争议,一般起始量为每周 50～120 U/kg,分 2～3 次皮下给药。维持量约为起始量的 2/3,稳定者可改为每周皮下投药 1次。贫血改善速度以每周增加 Hct 1％(或 Hb 3.3 g/L)为宜,上升过快则不良反应增多,可在 2～4 个月达目标值。亦可用静脉给药。血液透析使患者 EPO 用量较非血液透析的慢性肾衰竭(CRF)患者增多,常因丢失增多,而非真正的 EPO 抵抗。除上述原因外,贫血还与叶酸缺乏、透析机械损伤、慢性炎症状态和缺铁等有关,均应查找与纠正。如 Hct 持续不升,或需 EPO 剂量过高,应疑及 EPO 抵抗,需积极查找原因(包括肿瘤)。使用

EPO 后铁缺乏多见,是"EPO 抵抗"的最常见原因,此与失血和红细胞生长速率加快有关。铝中毒是"EPO 抵抗"的另一个常见原因,常呈小细胞低色素性贫血、可伴骨软化症和痴呆。

什么是透析骨病 〇

透析骨病可视为是肾性骨病在维持性血液透析过程中的延续或加重,部分由血液透析所形成;前者如高转运型的继发性甲状旁腺功能亢进,后者如低转运型的铝相关骨病(ARBD)、透析相关淀粉样变(DRA)和腕管综合征(CTS)等。

(1) 继发性甲状旁腺功能亢进:常规血液透析方法清除甲状旁腺素(PTH)和磷的能力不足,使 PTH 继续升高、原有肾性骨营养不良加重,可诱发病理性骨折等。综合使用高效透析器、选择适合的透析液钙浓度、应用血液滤过等技术、限制磷摄入和使用磷结合剂、应用骨化三醇$[1, 25\text{-}(OH)_2D_3]$和补钙等措施可减轻继发性甲状旁腺亢进;必要时可作甲状旁腺次全切除。

(2) DRA 和 CTS:维持性血液透析(MHD)患者发生关节和关节周围组织中淀粉样物沉积导致可致残性关节病称为 DRA。常规血液透析不能满意清除 β_2MG,后者可在不改变其结构情况下形成淀粉样纤维,在局部积聚成 DRA。发病率>50%,隐匿起病,进行性加重。症状多在血液透析 8~12 年后呈现,然组织学上的 DRA 早在数年前已存在。常以 CTS 伴关节周围肿胀为首发表现。双侧性慢性关节肿很多见,以肩胛骨处为甚,MRI 成像

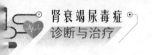
可显示病变。破坏性关节病是本病的表现之一,CT或MRI能发现髋、膝等大关节处和脊柱(颈椎多见)处软骨下骨侵蚀。病理性骨折多为淀粉样骨囊肿所致。诊断依赖病理检查。改用高生物相容性膜透析器后可改善。MHD<5年几无发生CTS者,随透析年份增加而发病增多,占MHD患者的6%～14%,10年以上可增达30%～100%,呈进行性。病变部位(腕管部)可见β_2MG和(或)淀粉样变(>50%)和(或)铝沉积。临床表现为单/双侧正中神经支配区域及手指疼痛、水肿、麻木、刺痛感或感觉迟钝、肌萎缩,在透析时和(或)夜间加重,重者丧失手功能等。以手术松解为首选治疗,改用高效透析器有预防价值。

(3)铝相关骨病(ARBD)又称透析性骨软化症,是低转运性骨病的典型例子。当血清铝浓度长期升高,可发展为ARBD;表现为无症状,或从脊柱向肋骨、骨盆扩展的骨痛、关节痛、近端肌无力,甚至骨折。血铝测定(反映最近铝负荷,不反映铝中毒)和去铁胺(DFO)试验有诊断价值,但须关注PTH水平和其他金属离子(如铁)对评价的影响。骨活检可见铝沉积,多同时存在淀粉样变或纤维性骨炎等。经骨活检确诊并有症状的患者,应给DFO治疗。近年重视透析用水处理和停用含铝药物后ARBD已明显减少。

什么是透析痴呆

透析有关的中枢神经系统并发症称为透析依存性脑病,主要分四类,即失衡综合征、透析痴呆(又称透析脑病)、脑卒中和性功能障碍。透析痴呆是仅见于维持性血液透析(MHD)的进行性致死性临床综合征,是包括脑病、低转运型骨病、肌病、贫血等多系统疾病的一个部分。部分患者脑内有铝积聚,与透析液含铝量过高和服用含铝磷结合剂有关,称"流行性"透析痴呆;另一部分以"散发"为特点,仅少数与铝有关,多数原因欠清。本病常于透析2~3年后亚急性起病,进行性发展,周期性波动。最初常见有构词障碍失用性言语含糊、口吃、言语迟钝和停顿、人格改变等,进而发展成痴呆、肌阵挛、癫痫样发作、行为失常等。初为间歇性发作,透析时加重;后发展成持续性,患者大多在6个月内死亡,很少超过18个月。可伴铝相关骨病(ARBD)和贫血。脑电图异常可较临床症状早半年出现,但无特异性。停用含铝磷结合剂和严格净化透析用水,有明确的预防意义;使用去铁胺(DFO)驱铝,则应注意防止暂时性血铝升高使脑症状加重。肾移植不能缓解本病。

什么是蛋白质热量营养不良

成年维持性血液透析患者蛋白能量营养不良的发生率为18%~70%,是预测并发症和病死率最强烈的指标之一。其原因有:食欲不振,蛋白质-热量摄入不足;分解或消耗过多、透析丢失(如常规血液透析丢失游离氨基酸6~8 g/次)、透析刺激的分解代谢(要持续至透析后数小时);代谢性酸中毒;激素代谢及

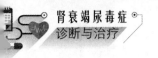

水平的变化;失血;合并其他疾病与感染;毒素积聚等。为此建议:应定期(1～6个月)观察透析前血白蛋白浓度和透析后体重、百分比(%)标准体重、标准蛋白分解率(nPCR)、主观综合性营养评估和饮食记录等;参照透析前血前白蛋白浓度、皮褶厚度等;以及评估透析前肌酐(Cr)、血尿素氮(BUN)、总胆固醇(TCh)和肌酐指数等。上述数据过低提示可能存在蛋白质-热量营养不良。比较公认的营养摄入标准为:饮食蛋白质摄入量(DPI)1.2 g/(kg·d),其中高生物价蛋白质占50%以上;饮食热量摄入为35～40 kcal/(kg·d)(<60岁)和30～35 kcal/(kg·d)(≥60岁)。可有选择地使用左旋肉碱、B族维生素、叶酸、维生素C、维生素D(活性的)和维生素E,以及微量元素硒和锌。

为什么说感染是维持性血液透析的第二位死因

在终末期肾病(ESRD)中,感染所致病死率为12%～22%(败血症占3/4);维持性血液透析中,因败血症而死亡的年百分率是自然人群的100～300倍,是维持性血液透析患者的第二位死因。危险因素有高龄、糖尿病、低蛋白血症、临时血管通路和透析器复用、反复穿刺破坏皮肤防御功能等。中心静脉插管使病菌易于进入和存留,形成抵抗吞噬细胞和抵抗抗菌药物的生物膜。病原体以葡萄球菌为多见。

国内维持性血液透析患者乙型肝炎感染率曾高达30%～50%,现已降至15%以下。目前丙型肝炎是透析患者肝病的最重要原因,曾高达30%～60%,近10年有明显好转。定期筛查、积极治疗有利于控制传染源。维持性血液透析患者患庚型肝炎也不少。由于人类免疫缺陷病毒(HIV)感染患者增多,加上其本身亦可造成肾衰竭,故接受透析的患者也在增多;应按经血传染病管理。结核感染发生率有所增高。疫苗接种的预防意义应予肯定,但国内尚未普遍实施。

什么是腹膜透析,按何原理实现透析

腹膜透析(PD)是利用人体自有的半透膜——腹膜进行透析的一种疗法。它是将预先配制好的腹透液经腹膜透析管注入腹腔,与腹膜中血管内的血液,通过腹膜进行溶质和水分交换,其基本原理与血液透析相似。由于腹膜具有半透膜特性,血液与透析液中的溶质依浓度阶差的原理从高浓度侧向低浓度侧移动,水分则从浓度低的一侧向浓度高的一侧移动,此即弥散原理;水分的移动还取决于腹膜两侧液体的渗透浓度差和压力差,即所谓超滤(对流原理),由于腹膜血管的血流量与压力都较低,所以主要取决于渗透浓度差。

腹膜透析与血液透析有何区别

(1) 由于腹膜的弥散和超滤能力比血液透析低很多,所以从

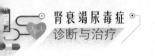

溶质清除的角度而言是一个低效转运系统；正因为如此，血液透析每周只需进行8～15小时，而腹膜透析常需进行56～168小时（即每周7天，每天进行8～24小时）。因此，血液透析时患者体内水分与代谢废物的积聚和机体内环境状况呈波浪式波动，而腹膜透析时则呈相当稳定的平稳状态。这个特点，使得血液透析更适合于有严重水和氮质潴留的患者，如高分解型急性肾衰竭（ARF），而腹膜透析更适合于老年伴心肺功能不稳定的患者。

（2）由于血液透析需要较多装备，如血液透析机和水处理系统，使患者必须去就近的医院或透析中心去接受治疗；而腹膜透析所需装备要简单得多，可以在家中自行操作，这就给行动不便和远离医院或透析中心的患者带来很多方便。

（3）在经济上，腹膜透析的费用较血液透析要便宜些，这为不同经济状况的患者也提供了选择的机会。治疗时间上的差异，使得年轻人、全职或部分时间工作者，以及有旅行度假需要的患者更愿意选择血透。

对大部分患者来说，选择血液透析或腹膜透析，主要已不是医学原因，而是社会经济或个人原因的选择。这也说明了血液透析和腹膜透析治疗的结果是旗鼓相当的。

腹膜透析是怎样发展起来的

1923年，人们已开始应用腹膜透析治疗急性肾衰竭（ARF），但因腹膜炎、导管阻塞、水中毒和电解质紊乱等原因，严重限制了其临床应用。1940年,血液透析的应用和以后的迅速发展,一度使腹膜透析成为行将摒弃的技术。1960年,Tenckhoff改进了腹膜透析管(带涤纶袖套的腹膜透析管),使之适合较长时间放置和较少发生腹膜炎,遂开始了对慢性肾衰竭(CRF)患者的治疗。起初的腹膜透析是间歇性进行的,随着人们对腹膜生理认识的不断加深,1975年Popvich和Moncrief提出了连续性腹膜透析的概念,至1978年用塑料软袋盛装的透析液问世,像今日临床常用的连续非卧床腹膜透析(CAPD)才具有了雏形。随着研究的深入和临床实践的丰富,新型装备和各种改良技术不断涌现,今日的腹膜透析已是一项很成熟有效的技术,其效果也和血液透析不相上下。在加拿大、英国等国家,腹膜透析患者占透析总人数的1/3左右,在我国约占15%,但近年来发展明显加快。

腹膜的解剖生理特点对腹膜透析有何影响

(1) 腹膜面积和血供:成人腹膜面积约 2 m²,略高于其本人体表面积,大于其本人的双肾毛细血管面积的总和(1.5 m²)。由于平时腹膜毛细血管约开放一半,故有效面积约 1 m²,较血液透析的透析器膜面积要小些。腹膜分脏层和壁层两部分,前者约占90%,后者仅占10%,其血管的供血动脉和回流静脉分属不同系统;起透析作用的主要是脏层腹膜,其供血源自腹腔动脉和肠系膜动脉,经门静脉入肝脏后进入体循环;当有血管病变时,如狼疮性肾炎(LN)、糖尿病肾病(DN)、高血压、动脉硬化和血管炎

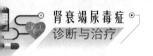

等,腹膜透析效果会有所下降。

(2) 膜孔:所有半透膜都有孔,腹膜的孔较透析器膜孔来得大而稀,所以清除率也相应偏低。腹膜毛细血管上有大、小和超小孔径(水通道蛋白)3 种孔,分别通过大、小分子质量溶质和水。所以,腹透对大分子量溶质的清除优于血透,对小分子质量溶质的清除则逊于血透,在临床上常可观察到临床情况与血透相似的腹透患者,其血尿素氮(BUN)和血肌酐(Cr)要相对高些;而氮质潴留水平相近的患者中,做腹膜透析的患者临床情况常更好些。

(3) 溶质转运和转运阻力:透析时的溶质转运部位主要在毛细血管和毛细血管后静脉。溶质从腹腔内的腹透液进入到血液要依次通过腹腔中不流动液层(紧贴腹膜内一薄层液体)、间皮细胞层(腹膜脏层细胞)、腹膜间质层、腹膜毛细血管基膜、腹膜毛细血管内皮细胞或其间孔隙,以及毛细血管中的不流动液层共 6 层。溶质以通过内皮细胞间隙、穿越内皮细胞和内皮细胞胞饮 3 种方式跨越内皮细胞。6 层中,腹膜间质和腹腔内不流动液层是主要的阻力部位。同样,溶质从血液中进入腹腔也要通过这 6 层,不只是方向相反,其转运途径和选择性也有所不同,这便是所谓的腹膜溶质转运的双向性和不对称性。腹膜对小分子溶质的清除呈速度依赖(与单位时间内腹透液交换量有关)特征,以尿素为最快,1 小时即达平衡;钠、肌酐、钾和磷酸盐次之,尿酸和硫酸盐较慢,钙和镁最慢。腹膜对大分子质量溶质的清除呈时间依赖(与腹膜透析液留置时间有关)特征,中分子质量尿毒物质 8 小时仅清除 45%。这是设计和选择不同腹膜透析方法的基础。

(4) 腹膜电位和超滤系数(筛系数):与肾小球基膜(GBM)带负电位相反,腹膜带正电位,这使蛋白和氯等阴离子溶质易于丢失,不利于钾、钠等阳离子排出,此与 HD 有所不同。大多数溶质的超滤系数(即溶质在超滤液中的浓度与血浓度之比)为0.5~0.6。中性溶质(如尿素、肌酐)的超滤系数最高,极性溶质,尤其带正电位的溶质(如钾)最低;均随分子量增大而系数下降。

(5) 水的转运:水的移动主要取决于膜两侧渗透浓度差,在毛细血管侧从动脉到静脉端压力下降而胶体渗透浓度上升,故动脉端以超滤为主,静脉端以弥散为主。大约 50% 的水超滤是通过水通道蛋白实现的。为增加超滤必须在透析液中加入葡萄糖来校正渗透浓度,但随着留置时间延长,葡萄糖被吸收,超滤便下降、停止甚至反超滤;若以含葡萄糖 4.25% 的腹透液 2 L 注入腹腔,起始时水分超滤可达 19 ml/min, 40 分钟后降为 5 ml/min, 400 分钟后只有 1.5 ml/min, 480 分钟后成反超滤了;故连续非卧床腹膜透析(CAPD)疗法中晚间注入含葡萄糖 4.25% 的腹透液 2 L,留置时间不宜 >8 小时;使用含葡萄糖 1.5% 的腹透液 2 L,大约 2 小时就达到水平衡(超滤降为 0 值)。高渗葡萄糖虽有助于水分清除,但是是引起腹膜硬化和失超滤的重要原因,故不宜多用。

(6) 腹膜细胞与功能:腹膜间皮细胞有分泌(分泌物有润滑作用)、吸收(水分通过间皮细胞孔经淋巴管入血)、防御(抗感染)和再生修复等能力。当非生理性的低 pH、高糖、高渗和含乳酸碱基的腹透液反复灌洗,加上炎症和感染因素,会使间皮细胞

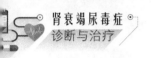

功能下降,细胞被破坏消失,最后形成纤维化。腹腔中还有起防御和抗纤维化作用的巨噬细胞和淋巴细胞,亦可因反复灌洗而导致数目减少和功能降低。

综上所述,腹膜可供透析的有效面积约 1 m²,小于常用的透析器面积;其膜孔稀而大,故对大分子量溶质的清除(呈时间依赖特征)优于血液透析,而对小分子量溶质的清除(呈速度依赖特征)逊于血透;腹膜为多层结构,厚且对溶质转运阻力大,虽为双向性但不对称;腹膜带正电位,故不利于极性溶质清除,超滤系数仅 0.5 左右;水清除依赖高渗糖,但随留置时间延长而超滤率下降,甚至降为负值;所以,腹膜透析是一个低效的转运系统。腹膜透析液的非生理特点造成其对腹膜刺激,促使腹膜硬化和纤维化;反复灌洗,还削弱防卫能力。

何谓失超滤

充分超滤是指每吸收 1 g 葡萄糖能产生 55 ml 或以上的超滤液。当每日超滤量(每日放出透出液量减去注入腹透液量的差)连续减少,在严格控制摄入水量和每日使用含葡萄糖 4.25% 的腹透液 3 袋或以上时,患者仍出现水负荷过多(如水肿、容量依赖性高血压、心力衰竭等表现),称为失超滤。腹膜透析治疗 6 年后失超滤发生率约为 31%。其原因与腹腔感染和腹透液刺激引起的腹膜硬化和纤维化有关。

影响腹膜透析效能的因素主要有哪些

(1) 膜两侧溶液中的溶质浓度阶差(梯度差)。

(2) 透析液容量与流速:2 L 较 1 L 佳,即流速快对小分子质量溶质清除增加;但蛋白质和氨基酸等营养物丢失也增加。

(3) 留置时间:对小分子质量溶质 1～2 小时清除量已很可观,而对中分子质量溶质 8 小时也仅能清除 45%;所以应根据清除目的来确定留置时间。

(4) 有效面积:指透析液能接触到的有透析效能的腹膜面积。当腹腔有粘连、腹腔内气体存留过多等都会降低有效面积使透析效能降低。

(5) 腹膜血流量和血管通透性:当有血管疾病(如血管炎、糖尿病、系统性红斑狼疮等)、低血压和使用缩血管药物时,透析效能下降;当腹膜有炎症(如感染)、充血和使用扩血管药物时,透析效能增加。

(6) 透析液温度:以 37 ℃～38 ℃为佳。过低将降低透析效能,过高引起发热、大汗和不适,并不增加透析效能。

(7) 葡萄糖浓度:增加透析液葡萄糖浓度,可增加超滤,包括水和溶质,但易导致腹膜纤维化。

腹膜透析的指征是什么

腹膜透析指征与血液透析基本相同。对急性肾衰竭(ARF),

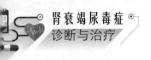
因腹透是一个低效透析系统,故不适合高分解代谢型 ARF 患者;对慢性肾衰竭(CRF),则基本相同。对于急性药物毒物中毒,在无血液灌流条件时,也是很好的选择。鉴于腹透的特点,更适合于高龄、心肺功能不稳定和不能耐受血透、制作血透血管通路困难(如广泛血管病变和幼儿等)、希望在家透析(如行动不便)和愿意选择腹膜透析等的患者,尤其是残存肾功能较好(尿量不少)的患者。

腹膜透析有无绝对禁忌证

腹膜透析的绝对禁忌证包括:①腹膜功能丧失、广泛腹腔内粘连;②精神障碍或生理障碍(如盲、上肢瘫痪或缺失、共济协调困难、智力障碍等)又无协助人员时,无法保证透析安全;③无法手术修补的腹部疝;④严重呼吸功能障碍,腹腔注液后呼吸困难加重者;⑤腹腔内恶性肿瘤、癌肿腹内转移或腹膜癌病等;⑥腹腔内有残存的感染灶等。

腹膜透析有无相对禁忌证

腹膜透析相对禁忌证包括:①腹腔内新植入物(如腹主动脉更换术)<4 个月、外伤、腹内大手术、肠道瘘等;②腹膜漏,包括漏至皮下、阴囊、阴道、直肠,或经膈肌漏至胸腔;③不能耐受灌注液量,如身材过小、孕妇、巨大的常染色体显性遗传多囊肾病

等;④身材过大使透析不充分,可增加液量透析(较增加次数为好);⑤炎症性或缺血性肠病、反复发作的憩室炎;⑥腹壁或皮肤有感染灶;⑦极度肥胖(切口不易愈合);⑧严重营养不良(切口愈合困难和不耐受蛋白丢失);⑨严重椎间盘疾病等。

如何选择腹膜透析管

用于短期透析如急性肾衰竭(ARF)和急性中毒的腹膜透析管可选用普通 Tenckhoff 管,便于日后拔管。用于长期维持性腹膜透析常选用带双涤纶套(袖套)的 Tenckhoff 管,具有减少腹腔感染的优点。其他可供选择的还有头端弯曲的腹膜透析管和鹅颈状腹膜透析管等,前者有减少疼痛,防止移位、堵塞、大网膜包裹和避免损伤内脏等优点,但放置困难较大;后者导管两端均朝下,可减少腹膜透析液交换时带来的污染和感染。所有腹膜透析管头端均带有 60 个或以上的侧孔,顶端以闭合圆钝者为多见,置于腹内;尾端置于体外,通过连接管与腹透液袋上的导管连接。

如何放置腹膜透析管

腹膜透析管宜手术放置。切口首选阑尾(麦氏点)切口的对侧(左侧),按标准腹部手术要求作术前谈话、填写手术志愿书、

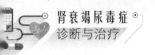
皮肤准备,麻醉、消毒铺巾,次第切开腹壁诸层至腹腔,用卵圆钳夹住导管头端送至直肠膀胱窝最低处(不宜过紧,以免术后肛门周围疼痛;亦不能太松,以免导管移位),缝合腹膜,将头端涤纶环置于腹膜外;取生理盐水或腹透液少许注入导管并自然引流,确认通畅后次第缝合肌层至皮下,制作皮下隧道,刺开皮肤引出导管尾端,置尾端涤纶环于导管引出处皮下,检查腹膜外至引出口全程导管位置自然顺畅后,缝合切口,覆盖透气的敷料,保护好导管尾端;腹部上腹带。术前、后可用抗生素预防感染。术前应排尿和排便,以减少损伤膀胱与直肠的机会。术后应保持伤口干燥,无感染或出血者可每 7 天更换敷料一次。无特殊原因,维持性腹膜透析患者可于术后 2 周开始腹透。

是否可以调节腹膜透析液成分

目前临床所用腹膜透析液多为市售商品,最多用的产品含钠132 mmol/L,钙 1.25 mmol/L,镁 0.75 mmol/L,氯 102 mmol/L,乳酸根 35 mmol/L;葡萄糖有 1.25%、1.5%和 4.25%等多种,不含钾。该商品适合绝大多数维持性腹膜透析患者,较医院自产的腹膜透析液要安全、稳定和使用方便,虽然并不一定适合每个患者。个别患者因各种原因发生低钾血症或钾缺乏,可在透析液中加氯化钾,矫正钾浓度至 2~4 mmol/L;其余成分亦可视需要添加。钙浓度虽可用至 1.75 mmol/L,但在使用活性维生素 D_3条件下易引起高钙血症,故无特殊理由不必添加。提高葡萄糖浓度可增加超滤,但对腹膜伤害较大,并可加重代谢紊乱,应尽可能不再添加,宜以控制水摄入为主来达到水平衡。腹膜透析液 pH 值宜>6.0,低于 5.5 易引起腹痛和腹膜损伤。有人认为在腹膜透析液中加入某些中药有益,现时尚缺乏大量对比研究来支持其有效性和安全性,还不宜推广。有在腹透液中加入氨基酸的,确有助于纠正营养不良,但也发现不少不良反应,仅适合某些特殊患者。用多聚糖代替葡萄糖的腹透液有明显优点,但目前还不能广泛应用。

腹膜透析有哪几种透析方式

慢性肾衰竭(CRF)患者常用的腹膜透析方式有间歇性腹膜透析和连续性非卧床腹膜透析两类。

间歇性腹膜透析的做法是每次 2 L,每次在腹腔内留置 1~2 小时,每日 5 次或以上,每晚可封管后休息,每周 7 日都进行透析。间歇性腹膜透析清除水分和小分子溶质(如尿素)较多,招致腹腔感染机会较少。较适合于:①有严重水潴留(如肺水肿、心力衰竭和脑水肿等);②病情重笃有严重氮质潴留、酸中毒和电解质紊乱者;③易有、疑有和已有腹腔感染者;④急性肾衰竭(ARF)和药物中毒。

连续性非卧床腹膜透析的基本做法是:每日 8 L,分 4 次,白天每次 2 L(常用含葡萄糖 1.25% 或 1.5% 的腹膜透析液),每次留置 4~5 小时,共 3 次;夜间 1 次,常用含葡萄糖 4.25% 的腹膜

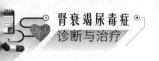
透析液 2 L,留置 6～12 小时;每周进行 6～7 日。由于持续不断地进行腹膜透析,故患者临床和生化数据都很稳定;由于大分子溶质清除量较大,故贫血、精神和食欲的改善均较明显,但水清除不多,仍需控制饮水。

糖尿病患者腹膜透析液中如何加用胰岛素

对糖尿病或糖耐量下降的患者,可在含糖腹膜透析液中加入胰岛素,即胰岛素腹腔给药,这个方式优于胰岛素皮下给药。因为腹腔内所给的胰岛素吸收后从门静脉系统入肝脏,在那里促进肝细胞利用葡萄糖,比皮下给药后吸收入体循环后再到肝脏,要更接近胰腺的生理状态和更直接有效。故此作用又称腹膜透析的"人工胰"效应。具体用法为:用含葡萄糖 1.5%、2.5% 和 4.25% 腹膜透析液者,每升腹膜透析液中可分别加正规胰岛素 4～5 U、5～7 U 和 7～10 U;需监测血糖,并作调整。为防止低血糖,每日最后一次腹膜透析时可不加胰岛素。加用胰岛素后腹膜透析水超滤作用稍有减弱,与胰岛素促进葡萄糖吸收有关。对加用胰岛素的患者还应关注血钾浓度,出现低钾时应及时补充。

能用腹膜透析机进行腹膜透析吗

全自动腹膜透析(APD)是用腹透机控制腹膜透析液进出腹

腔的腹膜透析方式。有以下几种方式:①夜间间歇性腹膜透析:每晚透析8~10次,每次1.5小时,白天腹腔不存留液体,效果与连续性非卧床腹膜透析相近,便于患者白天正常工作;②潮式腹膜透析(TPD):白天首次注入腹透液3 L,20分钟后放出一半,以后每次注入1.5 L,每20分钟交换1次,共透析8~10小时,每日需用腹膜透析液26~30 L,最后一次放空腹内透析液,干腹过夜。本法如改为夜间透析白天休息称为夜间潮式腹膜透析(NTPD)。本法对小分子质量溶质清除率很高,大分子质量溶质清除量较少,蛋白丢失较多,透析液用量大,故费用较高;③持续循环腹膜透析:本法与连续性非卧床腹膜透析相似,只是夜间由自动腹透机完成3次腹膜透析,白天腹内注有2 L透析液保留8~12小时。效果与连续性非卧床腹膜透析相仿,适合用于白天上班工作者。

全自动腹膜透析较适用于以下情况:①由于全自动腹膜透析取卧位作腹膜透析,故腹压上升较少,不易造成腹部疝和渗漏。机器自动操作使腹透管移位和感染率下降,使超滤量更易控制;②适合于视力和身体残疾、偏瘫患者;③适合于腹膜通透性过高者;④适合上班者。

何谓腹膜平衡试验,有何用处

由于每人腹膜溶质转运特征不同,需要用测试来评定。腹膜平衡试验是目前国内外应用最广泛的测试腹膜溶质和水转运

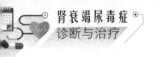

特征的方法,可指导腹膜透析方式选择。标本留取方法和数据校正等过于专业,此处从略。试验结果依据腹膜透析液血浆肌酐比(D/Pcr)、第 4 小时透出液葡萄糖浓度(mmol/L)和净超滤量(ml)分为 5 种(表3)。通常在腹膜透析开始后 4～8 周作腹膜平衡试验,必要时可再次测定。低转运者除非残存肾功能较高,否则腹透不是理想选择。

表3　腹膜平衡试验结果和透析方式选择

溶质转运	D/Pcr	第 4 小时透出液葡萄糖浓度（mmol/L）	净超滤量（ml）	透析方式选择
高转运	0.82～1.03	1.39～27.8	<35	NIPD, NTPD
高平均转运	0.66～0.81	27.9～40.0	35～320	CAPD, CCPD
平均转运	0.65	40.0	320	CAPD, CCPD
低平均转运	0.51～0.64	40.0～52.4	320～600	增加次数或量的 CAPD
低转运	0.34～0.50	52.5～67.4	600～1276	TPD,或不宜做腹膜透析

注:NIPD:夜间间歇性腹膜透析;NTPD:夜间潮式腹膜透析;CAPD:连续性非卧床腹膜透析;CCPD:持续循环腹膜透析;TPD:潮式腹膜透析。

腹膜透析充分性评价有何意义

与血液透析相似,腹膜透析也有一个透析充分性的概念,指多少透析剂量才能使腹膜透析患者生存时间最长、并发症最少和生活质量最高。由于我们对尿毒症发病机制的认识还不足,对有关腹膜透析的许多问题认识也还很不够,要确切地回答"什么透析剂量是患者必须达到的下限",仍然十分困难。尽管如此,人们提出用患者生存率、技术存活率、住院率、生活质量、人血白蛋白、血红蛋白或红细胞压积,以及标化的蛋白氮显率(nPNA)等来评估腹膜透析的充分性,显然其中每个指标都有道理,但都不是唯一的,均可受到众多的因素影响。若一起加以考虑,则过于复杂,也难以确定各项指标的权重。从临床方便易得的原则考虑,以尿素清除指数(Kt/V)和每周内生肌酐清除率(Ccr)最为方便。前者是以尿素动力学模式为基础提出,虽受饮食、营养和代谢等众多因素影响,但也发现其对预测患者病死率的意义,所以仍是最主要的指标。鉴于单纯指标的不足,故常结合临床情况和生化指标来综合判断,通常包括患者自觉症状、营养、生活与活动情况和工作恢复状态等。根据上述结果调整透析剂量,包括透析方式和频度与液量,使之达到或接近预期目标。

常用的透析充分性指标有哪些

(1) 尿素清除指数(Kt/V):为透析 Kt/V 和肾残存功能的 Kt/V 两部分之和。目前认为至少应>1.7。

(2) 每周内生肌酐清除率(Ccr):亦由腹膜透析的 Ccr 和残存肾 Ccr 两部分相加而成。超过 50 L/1.73 m^2 被认为是透析充分。

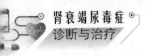

透析充分性指标的评价时机和意义:一般在腹透开始后1个月首次测定,以后至少每4个月测定1次。尿量＞1000 ml/d者,每2个月测定残存肾功能1次。未能达到目标值者应查找原因,并予以解决,必要时调整透析处方。有尿患者应尽力保护残存肾功能,因为此与患者病死率成反比。

为什么要对腹膜透析患者进行培训

腹膜透析是主要由患者自行操作的治疗方法,因此对患者及其家属或其操作协助者进行培训,是保证腹透安全有效地实施的重要环节。培训内容包括:腹透的基本知识,明确选择不同透析方式的理由和做法,掌握操作步骤和消毒及无菌技术、日常观察指标和处理原则、常见并发症(尤其是机械性和感染性并发症)及其诊治要领、做腹膜平衡试验和充分性评估的意义和标本留取方法及送检要求、饮食要求和营养目标等,了解必须立即求医的情况和定期门诊随访的必要性,知晓透析处方的理由并能自觉依从等。所有内容均需用通俗易懂和深入浅出的方法讲解,应有充分的示范、操作练习、相互沟通,并做到逐个受训者逐项内容考核通过,确保在家操作时能符合要求。其他内容还包括:家中实施腹透场所(房舍)应达到的卫生要求、必备物品和器材药物的购置、贮存、消毒、使用和维护的基本知识等。有条件的医院还可以安排专业人员定期赴患者家中巡视指导和组织患者间相互交流。

腹膜透析患者的饮食有何要求

腹膜透析患者从腹透液中丢失的蛋白质、氨基酸和其他营养物质之量颇巨,如不能从饮食中得到有效补充,势必造成营养不良,此不仅增加并发症,还危及生命。理想目标是保持血白蛋白在 35~45 g/L 水平,避免出现持续下滑趋势。要实现这一目标,至少需要每日摄入蛋白质 1.2~1.5 g/kg,合 80~100 g/d。这对部分食欲不好的患者会有些困难,可鼓励多餐制,配合个人喜好烹饪适合口味的菜肴与点心;每日摄入热量希望能达到 2 000 kcal(8 370 kJ),鉴于患者每日从腹透液中摄入 100~200 g 葡萄糖,故主食与甜品不宜摄入过多,并可减少腹胀;热量需依赖脂肪的补充,由于患者常有以三酰甘油(TG)为主的高血脂,故应以植物油为主。由于腹膜排钠和钾较少,故不宜进食过咸,以免加重水潴留、高血压和心力衰竭等。由于使用无钾透析液,故通常钾摄入不受限,若进食量太少等引发低钾血症时,应鼓励摄入富钾食物。腹膜透析清除水和磷有限,故通常仍需限制水和磷的摄入和鼓励进食富含钙的食品,酌用钙盐口服和使用活性维生素 D_3。水溶性维生素丢失增多,可予以补充。在具体实施中还应根据定期的临床检查情况、充分性和营养评估结果等作出调整与选择。

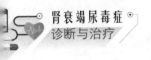

腹膜透析有哪些常见的机械并发症

腹膜透析常见的机械并发症有腹痛、血性透出液、引流不畅和透析液渗漏等数种。

(1) 腹痛:常因腹膜透析液注入或放出过快、透析管放置过深过紧压迫盆底组织、透析液过于高渗、温度过高或过低,以及pH值过低等引起,亦可为腹膜炎早期。应查明原因分别处置。如为腹膜透析管放置不当,有时可能要手术重新置管;腹膜炎所致者按后文腹膜炎处置。

(2) 血性透出液:常见因手术止血不够彻底、手术损伤和导管在腹内移动损伤腹内脏器等引起,个别女患者在月经来潮时亦可出现。量不大时可不必处理,照旧腹膜透析可自行好转;如为脏器损伤,有时需手术治疗。

(3) 引流不畅:有单向阻塞(透析液能进不能出)和双向阻塞(既不能进又不能出)两种。前者如导管移位飘离盆底、腹内气体过多而失虹吸、纤维素或血凝块等物呈活瓣状堵塞导管侧孔等,通过变更体位、轻揉腹部或注入纤溶药物(如尿激酶)等处理后常可好转,无效者应换管;后者常见于腹腔感染后大网膜包绕导管或因腹腔粘连等所致,每需换管。

(4) 透析液渗漏:常见渗至皮下,多见于老年人、高度水肿和严重低蛋白血症患者,严重者常需手术矫正或停止腹膜透析。

腹膜透析有哪些常见的代谢并发症

(1) 水过多:由于腹膜透析的水超滤能力有限,故大量饮水或补液,引流不畅和失超滤,极易引起水过多。严重水过多会引发肺水肿、心力衰竭,可致命。所以患者应控制水和钠的摄入,常以体重和血压为观察指标,勿使体重和(或)血压(脉压)在短时间内增加,以防发生水过多。一旦发生,可增加透析频度(如改作间歇性腹膜透析)增加超滤,有尿患者可用利尿剂增加尿量,不得已才用高渗腹透液。

(2) 高渗性脱水、高渗性昏迷和反应性低血糖:滥用高渗透析液可导致高渗性脱水,无论高钠或高糖均可导致昏迷;前者可用补液与改用间歇性腹膜透析矫正,后者应加用胰岛素。个别患者在当日或每日腹透结束后发生反应性低血糖,系腹透时吸收葡萄糖过多,刺激胰岛素分泌,一旦停止腹膜透析,葡萄糖吸收随之停止,而原已升高的血胰岛素无法随之同步降低,造成反应性低血糖。

(3) 低蛋白血症:主要因腹膜透析过程中蛋白丢失量巨大和食欲不振所致,部分因腹膜炎所致。一次透析液交换至少丢失氨基酸 0.5 g 和蛋白质 1.0 g,在感染时每日可丢失蛋白 20～30 g;如果摄入不足,必然引起低蛋白血症和蛋白质-热量不足之营养不良。研究表明,血白蛋白每下降 1 g/L,技术失败的危险度增加 5%,住院天数增加 5%,死亡危险度增加 6%。所以,患

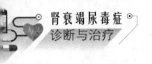
者应当每1~4个月做1次营养评估,务必使患者血白蛋白稳定在正常下限以上。

(4) 高血糖、高血脂和肥胖:以每日交换 8 L 腹膜透析液为例,使用含糖 1.5％者每日从腹膜透析液中吸收葡萄糖 100 g,使用 2.5％者为 150 g,使用 4.25％者超过 200 g。长期糖负荷造成糖耐量下降和血糖增高,并引起以三酰甘油(TG)为主的高脂血症和肥胖。

(5) 低钾血症:腹膜透析每日清除钾 20 mmol 左右,透析液不含钾,恰好平衡。但患者有呕吐、腹泻或进食过少,则可发生低钾血症。

(6) 低钙、高磷、代谢性骨病和甲状旁腺功能亢进:由于腹透清除磷和补充钙不足,仍可发生或加重原已存在的代谢性骨病和甲状旁腺功能亢进,故补钙、限磷和使用活性维生素 D_3 仍属必需。

(7) 水溶性维生素缺乏:鉴于水溶性维生素从腹膜透析液中丢失较多,应予补充。

(8) 白内障:常在腹膜透析 3 个月后出现视力模糊,白内障形成的原因不明。

腹膜透析最常见的并发症是什么,有何危害

腹膜炎是腹膜透析最常见的并发症,它严重影响腹膜超滤和弥散功能,导致蛋白质大量丢失和失超滤,部分可形成腹腔脓

肿、败血症和腹腔粘连,是使患者终止腹透和死亡的最常见原因。腹膜炎可分为细菌性、真菌性、化学性和硬化性等多种。

细菌性腹膜炎的病因和影响因素有哪些

病因以革兰阳性球菌为多见,占 55%～80%。最常见的是表皮球菌和金黄色葡萄球菌,前者症状较轻,易于控制;后者症状重,易复发或形成脓肿;通常经皮肤切口或隧道侵入腹腔。革兰阴性杆菌占 20%～40%,以大肠埃希菌和铜绿假单胞菌为多见,部分与肠道感染有关。铜绿假单胞菌性腹膜炎易形成腹内多发微脓肿,后果严重,宜尽早拔管。结核菌性腹膜炎,实为腹腔结核,多见于严重营养不良和全身衰竭患者,预后恶劣,亦应尽早拔管。少数患者可因厌氧菌感染引起腹膜炎。细菌性腹膜炎可与真菌性腹膜炎并存。

感染的主要原因是细菌侵入,细菌可来自皮肤切口、皮下隧道、透析液袋破损或污染、操作不慎等因素引起,所以患者应保持皮肤清洁与干燥,术者(包括医护人员、患者及其家属)应严格按无菌技术操作,如操作时戴口罩和消毒手套等,并认真检查透析液质量。其次,感染可因肠道疾病,如腹泻或便秘引起。第三,病原体可经泌尿道、阴道上行感染。第四,少数由血路侵入,如肺炎和结核。第五,其他内脏疾病,如胰腺炎等。引起腹膜炎的另一类原因则是免疫力低下,包括营养不良和腹膜腔内巨噬细胞及淋巴细胞减少等。

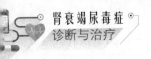
如何诊断细菌性腹膜炎

现时临床所用诊断标准为:①有腹膜炎症状与体征,包括发热、腹痛、腹部压痛、反跳痛、透出液混浊和血白细胞增高等;②透出液常规检查,白细胞计数$>1×10^8$/L,中性粒细胞$>$50%;③透出液涂片或培养查获细菌。3条中具有2条即可诊断,但没有第3条者要除外化学性腹膜炎。

下列情况应疑及腹膜炎:①发热、不明原因的白细胞增高、乏力、纳减;②透出液见有多量纤维素,呈雾状;③切口或隧道口红肿或有分泌物或伴压痛。应每日观察透出液白细胞数和细菌培养,争取尽早确诊施治。

确诊者还应确定是初发、复发或再次感染,确定是单一细菌或多种细菌感染及有无真菌混合感染等,确定其可能的原因或诱因、有无拔管指征,以及对腹膜透析和预后的影响程度等。

如何治疗细菌性腹膜炎

(1)腹腔灌洗:一旦确定为细菌性腹膜炎,应立即更换透析管以外的连接管和透析液,改用含葡萄糖1.5%的腹透液1～2 L,每升可加用肝素1 000 U(8 mg),连续冲洗腹腔(即注入腹腔后不保留或仅保留10分钟)3～4次或更多次,直至肉眼观察透出液清澈为止。

（2）改作间歇性腹膜透析，使用含葡萄糖 1.5％的腹透液，加入抗生素，每次 2 L，每 1～2 小时交换 1 次，可作 3～5 次，甚至可多达 10 次。常需加用肝素，剂量同上。透析结束时加用尿激酶封管。

（3）选择抗菌药物：除严重感染酿成败血症外，不用静脉给药，而是腹腔内给药，即将抗生素加入腹膜透析液中使用。最好依据细菌培养和药敏试验结果来选择；在这些检查还未报告前，则按临床经验用药，即在无革兰阴性菌感染证据时，首选抗革兰阳性菌的药物；待培养和药敏报告后及时调整。

（4）药物剂量与疗程：大致如表 4，首剂指在第一次交换所用腹膜透析液中即应加入的剂量，维持量指以后每升腹透液中应加入量或应加至的浓度。抗革兰阴性菌药物使用 4 天后疗效不

表 4　细菌性腹膜炎常见病原菌及腹透液中添加抗菌药物的选择和剂量

菌　　　种	抗菌药物举例	首　　剂	维持量	疗　　程
革兰阳性菌	1. 头孢唑啉	1.0 g	0.35 g/L	
	2. 万古霉素	0.5 g/L	15 mg/L	
大肠埃希菌	1. 氨基糖苷类抗生素	1.5 mg/kg	4～8 mg/L	<7 日
奇异变形杆菌/肺炎杆菌	2. 头孢呋辛	1.5 g	0.25 g/L	<7 日
铜绿假单胞菌	1. 庆大霉素/妥布霉素	1.5 mg/kg	4～8 mg/L	<7 日
	2. 头孢他啶	1.0 g	0.15 g/L	
厌氧菌	甲硝唑		0.5 g/d 静脉滴注	

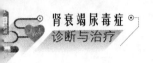

明显,应重复培养。5天仍未转阴性,应立即拔管,改行血液透析。拔管后有效者,继续静脉给药7~14天。

(5) 短期减少透析液量:部分患者腹膜炎后有明显腹部不适,不能耐受2 L腹透液,可短期改用每次1 L腹透液作间歇性腹膜透析。

真菌性腹膜炎有何特点

真菌性腹膜炎多见于老年人、全身情况差和营养不良、长时间使用抗生素和不慎使用被真菌污染的腹膜透析液等情况。多由透出液涂片或培养证实,以白假丝酵母菌(白念珠菌)和酵母菌为多见。多数有严重全身症状,少数症状轻微;腹膜炎症状和体征常明显存在。真菌易侵入导管,并在管壁上形成能抗御抗菌药物的生物膜,使药物治疗变得极为困难。治疗方法与细菌性腹膜炎相似,药物可用两性霉素B和氟胞嘧啶等加入腹膜透析液中,但常有明显腹痛。每需立即拔管。

什么情况下该拔除腹膜透析管

下列情况应予拔管:①治疗4~5天无效的顽固性腹膜炎;②反复发作的腹膜炎;③伴导管相关性感染;④结核杆菌性腹膜炎;⑤真菌性腹膜炎;⑥隧道炎症引起的腹膜炎,尤伴深层涤纶环感染者。拔管后宜继续使用抗生素1周,同时改做血液透析。4~6周后视情况再考虑是否重置腹透管,再做腹膜透析。

何谓化学性腹膜炎

偶因腹透液 pH 值过低或渗透浓度过高或添加药物刺激造成。国内以往还多见于腹膜透析液受细菌内毒素污染引起。也有因发生胰腺炎而引起化学性腹膜炎的。患者可有腹痛、透出液混浊和白细胞增高,但培养阴性;症状常较感染性腹膜炎轻,经腹腔灌洗、更换腹膜透析液,改做间歇性腹膜透析数日后好转;常不必使用抗生素。

何谓硬化性腹膜炎

硬化性腹膜炎又称腹膜硬化,常因反复发作的感染性腹膜炎、长期受非生理性的高渗和(或)低 pH 值腹膜透析液刺激、不慎使用受内毒素污染的腹膜透析液、腹腔内给药和导管等腹膜透析材料中的高分子化学物刺激等,引起腹膜反复发生炎症反应,纤维组织增生,最后导致全腹膜纤维化和硬化,甚至包裹肠管使之狭窄,患者可出现腹痛等不适,严重失超滤,使腹膜透析无法施行。发生腹膜硬化者平均距腹膜透析开始后 22 个月(11~33 个月)。现因技术与认知的进步,发生率已明显减少。

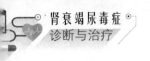
怎样预防腹膜炎

预防要点有三：①严格按无菌要求操作,使用合适和合格的腹膜透析液,保持皮肤清洁和注意隧道和切口处情况,有变化时及时延医求治;②注意饮食,保持营养情况良好,调整心态,适度活动,增加免疫力;③防治肠道、泌尿道和胆道疾病。

什么情况下应改做血液透析

①患者无法达到腹膜透析清除目标;②腹膜平衡试验结果提示不宜行腹透(溶质或水清除严重不足);③因腹膜透析引起的严重高脂血症无法控制;④过于频发的腹膜炎(包括拔除腹透管)或其他并发症;⑤难以解决的技术或机械并发症;⑥腹膜透析无法纠正的营养不良等。同时,应以患者意愿、无血液透析禁忌(包括血管通路条件)为前提。

除腹膜透析外,其他血液净化技术有哪些

除腹膜透析外,其他血液净化技术有:
(1) 单纯超滤(IUF)。

（2）序贯透析（SUD）。

（3）血液滤过（HF）。

（4）短时透析，包括：高效透析（HED）、高通量透析（HFD）和血液透析滤过（HDF）。

（5）连续动静脉血滤过、透析，包括：连续动静脉血液滤过（CAVH）、连续静脉静脉血液滤过（CVVH）、连续动静脉血液滤过透析（CAVHD）和连续静脉静脉血液滤过透析（CVVHD）、日间连续静脉静脉血液滤过透析（DTCVVHD）、连续高通量血液透析（CHFD）和高容量血液滤过（HVHF）。

（6）血液灌流（HP）。

（7）血浆置换（PE）。

（8）分子吸附再循环系统（MARS）。

（9）肝素诱导体外低密度脂蛋白-载脂蛋白（a）-纤维蛋白原沉淀（HELP）。

（10）免疫吸附。

什么是单纯超滤，什么是序贯透析

用增加透析液侧负压的方法来扩大跨膜压，使用通透性较高的非对称性合成膜透析器，不使用透析液，在短时间内增加水和溶质的对流清除，达到迅速纠正充血性心力衰竭和肺水肿的目的，称为单纯超滤（IUF）。此法无弥散清除，所以溶质清除量甚微；此法超滤量 1～3 L，低于血液滤过（HF），故不用补充置换

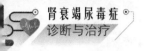

液。IUF 较少引起低血压,故还用于频发透析低血压等维持性血液透析(MHD)患者中。贯序透析(SUD)是将血液透析(HD)两个基本原理(即弥散和对流)分开进行,较有效地降低透析低血压发生率。先透析后超滤较为多用。

什么是血液滤过

血液滤过(HF)？可以理解为是更大量的超滤,故要使用更高质量的透析器称为滤过器,它比普通透析器更耐压、更高的通透性和疏水性,通常在 4～5 小时内滤过体液 20～25 L,故要补入预先配制的液体,称为置换液,其成分恰能纠正体内钾、钙和碱基等过多或缺失;滤出和补入速度间需要达到稳定的平衡,以保证机体容量和内环境的稳定,其差值又恰为所需清除的水量。整个过程与肾小球滤过和肾小管重吸收的生理功能极为相似。HF 对中分子溶质清除量高于血液透析(HD),小分子溶质则与 HD 相近或稍逊;故对以中分子质量尿毒物质如甲状旁腺素(PTH)积聚为主的患者颇具优点;和单纯超滤(IUF)一样,适用于频发透析低血压和心肺功能不稳定的患者。

何谓短时透析

对稳定的维持性血液透析(MHD)患者能否减少每周透析

时间,一直是患者和医务人员共同关心的问题,短时透析便应运而生。短时透析定义是:①血流量>300 ml/min;②尿素清除率>210 ml/min;③对应的透析液流量为 600～800 ml/min。

短时透析的种类有:①高效透析(HED),主要靠增加透析器面积和血流量来达到清除目的,故对透析器要求相对较低。②高通量透析(HFD),是使用滤过器做血液透析(HD),使分子质量更大的溶质也能高速通过透析膜;但也带来蛋白漏(滤出的蛋白质、氨基酸和其他营养物质较 HD 多得多)、反超滤(由于血液蛋白质在滤器中迅速被浓缩,在滤器近静脉端部分所发生的水分从透析液侧向血液侧移动现象)等问题,因此对透析液质量有更高(能安全输入血液)的要求。③血液透析滤过(HDF),是将 HD 和血液滤过(HF)相结合的疗法。

短时透析存在的问题包括:透析效率比预计低(如瘘管再循环率增高)、对心血管要求更高(血流量和清除率高使低血压发生率增高)、反超滤使热原反应(PR)增多、快速弥散使失衡综合征增多等。除对透析指征有更多要求外,还有报道称并发症和病死率有所增加,故近年短时透析的应用有减少趋势。

何谓连续动静脉血滤过、透析

(1) 连续动静脉血液滤过(CAVH)是在动静脉分别置管,导入一小型(面积小)高效滤器,利用人体动静脉压差,24 小时连续做血液滤过(HF),滤出量可达 7～14 L,特别适用于重症急性肾

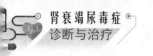

衰竭(ARF)伴休克或心肺功能不稳定者的抢救中;置换液成分可按 ARF 的治疗需要个体化地设计配制。

(2) 连续静脉-静脉血液滤过(CVVH),仅于静脉内置入双腔管或在不同肢体上的静脉内置管,加血泵驱动,余同 CAVH,此法血流量稳定,更有利于纠正充血性心力衰竭。

(3) 连续动静脉血液滤过透析(CAVHD)和连续静脉静脉血液滤过透析(CVVHD),方法如同血液透析滤过(HDF),但将高速改为低速,缓慢持续进行。一般是在 CAVH 和 CVVH 基础上增加透析。由于常在床旁操作,无法使用血透机,故透析液需另行配制或使用调整后的腹透液;由于滤器面积小和血流量低,透析液流量可用 1~2 L/h(16~33 ml/min)。

(4) 日间连续静脉静脉血液滤过透析(DTCVVHD),指仅日间做 CVVHD,夜间暂停的治疗方法,适用于夜间治疗较少和较稳定的患者。

(5) 连续高通量血液透析(CHFD),为连续的高通量透析(HFD)治疗,但血流量低,用 10 L 透析液以 100 ml/min(6 L/h)流速循环使用 4 小时后更新,通过控制透出液流出速度来保证脱水速度和量的稳定,尤其适合高分解代谢型 ARF 和全身炎症反应综合征患者。

(6) 高容量血液滤过(HVHF),改用大面积(1.6~2.2 m²)滤过器做 CVVH,使每日滤过量>50 L,以有效清除全身炎症反应患者的炎症介质和细胞因子,有助于改善其预后。

何谓血液灌流

血液灌流(HP)是将血液导入灌流器以清除某些外源性和内源性毒物的治疗方法。与血液透析(HD)的区别在于将透析器换成灌流器和不用透析液。灌流器中填充多孔吸附材料(主要有活性炭和树脂两大类),靠物理吸附的方法迅速降低某些(主要是脂溶性)毒物的血浓度,使组织中积存的亲脂毒物浓度快速下降,从而降低其毒性;也因为这个原理,一次灌流后常有"反跳",需再次或多次灌流。HD 则主要清除水溶性毒物。HP 清除毒物的范围取决于所用吸附材料的吸附谱,目前临床所用灌流器主要能清除安眠药、解热镇痛药、三环类抗抑郁药、洋地黄、某些抗肿瘤药和异烟肼、有机磷和有机氯、毒蕈毒素、某些尿毒症和肝性脑病的毒素等。毒物清除效果远高于 HD,但因吸附材料的血相容性不如透析膜,故可有血液成分损伤、吸附材料破损脱落致栓塞、残留致孔材料释放、吸附过多氨基酸和激素等不良反应。

何谓血浆置换

血浆置换(PE)是将血液导入血浆分离器,以清除血浆中某些致病成分以达到缓解某些疾病严重程度的治疗方法。分离器

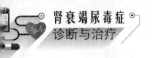

有离心式和膜式两大类,膜式有单滤器和双滤器两种,以后者为优。PE 可分为非选择性和选择性两类,以后者为优。PE 能治疗 200 余种疾病,但主要用于抗肾小球基膜(GBM)抗体性肾炎、其他急进性肾小球肾炎(ARPGN)、重症 IgA 肾病、膜增生性肾小球肾炎(MPGN)Ⅱ型、韦格纳肉芽肿和多动脉炎肾损害、狼疮性肾炎(LN)和其他风湿病性肾炎、自身免疫性溶血性贫血、溶血性尿毒症综合征、血栓性血小板减少性紫癜、重症肌无力和多发性神经根炎、甲状腺危象、移植肾排异反应,以及某些药物中毒等。不少重症患者获满意疗效,但因治疗中需补入大量血浆和白蛋白故价格不菲。由于 PE 只是通过降低某些致病因子的血浓度来降低这些疾病的严重程度,为挽救生命争取了时间,但并不能完全治愈疾病,所以必须给予免疫抑制剂等后续治疗。

什么是分子吸附再循环系统

　　分子吸附再循环系统(MARS)是一个治疗急性肝衰竭的系统,它整合了血液透析(HD)、血液置换(PE)和血液灌流(HP)的技术。将血液导入含白蛋白的透析液的透析器中,将血中与蛋白结合的肝病致病物质转移至透析液中的白蛋白上,经 PE 分离后导入装有吸附柱的灌流器,吸走致病物质后的白蛋白,重新加入透析液再次注入透析器循环使用,其他水溶性有害物质则由普通透析液清除。MARS 对多种重症肝病兼有尿毒症者有效,整个系统可再循环也相对经济。

什么是肝素诱导体外低密度脂蛋白-载脂蛋白(a)-纤维蛋白原沉淀

肝素诱导体外低密度脂蛋白-载脂蛋白(a)-纤维蛋白原沉淀(HELP)系统是先将血液导入血浆分离器分离血浆,所分离出的血浆在体外与肝素-醋酸盐混合,令低密度脂蛋白(LDL)、载脂蛋白(a)和纤维蛋白原沉淀,然后再次用血液置换(PE)技术分离,分离后的血浆(已无 LDL 等物质)用血液灌流(HP)技术清除肝素,用血液透析(HD)技术清除醋酸盐和水等,使之还原成为无 LDL 的正常血浆后重新输回体内。本法用于治疗家族性药物抵抗性高脂血症、某些血栓栓塞性疾病(如冠心病、脑血管疾病)等,一次治疗可降脂50%以上。

什么是免疫吸附

免疫吸附是一种特定的血液灌流(HP)技术。按其吸附剂吸附范围可分为非选择性、半选择性和高度选择性 3 种;按其吸附原理可分为理化亲和型和生物亲和型两类,后者又分为抗原抗体结合型、补体结合型和 Fc 结合型 3 型。为减少对血细胞和血小板的破坏,常先作血液置换(PE),将分离出的血浆作免疫吸附;祛除特定的致病物质后的血浆输回体内,以改善病情。临床应用与 PE 相似,较多用于某些肾移植患者、I 型急进性肾小球肾炎(ARPGN)、药物性溶血性尿毒症综合征和自身免疫病等患者。

肾 移 植

什么是肾移植,怎样分类命名

肾移植是指将肾取出后在自己或他人体内植入,并使其发挥正常肾脏功能的疗法。最早是治疗肾动脉狭窄的一种手术方法,将狭窄动脉远心端连同肾及输尿管一同取出,安放在患者髂窝处,将肾动静脉与髂内动静脉吻合,将输尿管重新植入膀胱。由于该手术是将自己的肾换了个位置重新植入,故称自体肾移植。如果肾来自其他个体则称为异体肾移植,其中提供肾脏者称为供体,接受肾脏者称为受体。如果供受者为同一物种,称为同种异体肾移植。如果供受者并非同一物种,如将猪肾移植至人,称为异种异体肾移植。如果供者供肾前已死亡,称尸体肾移植。如果在一活体中取肾做肾移植,称活体肾移植。如果供受者间无血缘关系,称活体无关肾移植。如供受者间有血缘关系,称为活体亲属肾移植。目前临床所作肾移植主要是同种异体尸体肾移植和同种异体活体亲属肾移植两种。前者肾来自生前志愿捐赠者,在其亡故后即行取出供患者植入。后者则来自患者血亲的志愿捐赠。活体无关肾移植是不道德的和违法的行为,是我国现行法律法规所禁止的。

为什么要研究肾移植,肾移植是怎样发展起来的

前文已述,全球罹患肾衰竭的患者是如此众多,他们都需要接受替代治疗方能延续生命。现行的血液净化治疗,应该说是主要替代了肾脏的部分排泄和维持机体内环境稳定的功能,但还不能替代肾脏的全部功能。虽可达到接近正常生活和恢复部分时间或全部时间的正常工作,但不能脱离透析,实为带病延年。由于每人都有两个肾,肾又有强大的储备能力,通常只需两肾的1/3,即2/3个完全健康正常的肾脏,便足以支持人体正常的需要,这为"献出一肾,救活一命"的理念提供了可能,即供受者都有一个正常的肾,两人都可正常生活。逝者捐肾,乃变废为宝。这两种捐赠,不仅是善举,更是义举;体现了人间大爱,展示了高尚伟大的情操。所以,人们长期以来梦寐以求地寻找肾移植的可行方法,以挽救肾衰竭患者的生命。

据文献记载,人们从1902年起便开始了实验性肾移植;1906年以后的数年间,试图将动物肾移植至人的临床探索均遭失败。1936年起的十余年间,所做的临床同种异体尸体肾移植亦以失败告终。1946年,一例急性肾衰竭(ARF)患者接受了同种异体肾移植,移植肾虽仅存活几天,但就是这几天让患者渡过了少尿期,肾移植虽未成功,但却挽救了患者生命。1953年Hamburger首次施行活体亲属肾移植,肾脏仅成活22天。这些失败告诉我们必须从提高供受者间的组织兼(相)容性和寻找有效的免疫抑

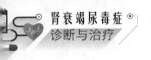
制方法两个方面来克服免疫学屏障——排异反应,肾移植才有可能成功。至 1954 年,Murry 首次在同卵双生子间施行活体肾移植获得成功,这不仅证明了这个观点,而且正式开启了临床肾移植的时代之门。为表彰他为人类所作的卓越贡献,于 1960 年被授予诺贝尔医学奖。今天,科技之进步已使肾移植成为一种常规的治疗手段。我国从 1973 年上海中山医院同种异体尸体肾移植获得成功以来,至 2006 年全国累计已逾 8 万例,最长存活者已超过 30 年,而且记录正在不断地被刷新。

哪些医院能做肾移植手术

2007 年由国务院颁发了我国第一部《人体器官移植条例》,并于同年 5 月 1 日起正式施行。从此,以法令形式规范了包括肾移植在内的所有器官移植工作。卫生部根据该条例,核准了我国 164 家医院具有器官移植的资质。所以,患者如要想做肾移植,必须找这些具有资质的医院才合法。

什么是人类主要组织兼(相)容性复合体

人类所有有核细胞表面都具有抗原,这些抗原使得人能认识自己的细胞,一旦发现有不属于自己的细胞、细胞群或器官(如被移植于体内的器官)存在,必定会调动一切免疫力量将其消灭,甚至不惜玉石俱焚。其消灭程度取决于免疫反应的强弱,反应的结果常见的是将植入器官毁损,偶也有移植物抗宿主的(如骨髓移植)。人体无核细胞主要是成熟的红细胞,虽有血型(属次要组织兼容性抗原)但无此抗原,故在同血型间输血时无此反应。识别异体细胞并对其发动攻击的主要是免疫细胞,如B细胞、T细胞和抗原呈递细胞(APC)等。有核细胞表面蛋白质分子,即抗原,是由位于人类细胞核中第6对染色体短臂上的基因群所编码。所谓MHC就是指这些基因群,称为人类主要组织兼(相)容性复合体。MHC所编码的抗原称为人类白细胞抗原(HLA),因其有识别细胞和诱导免疫反应的功能,故又称移植抗原或主要组织兼容性抗原。

综上所述,人类主要组织兼(相)容性复合体(MHC)编码了(决定了)HLA,HLA使细胞具有识别和诱导免疫反应功能,这些因素决定了宿主和移植物间的排异反应、反应强度和结果。

人类白细胞抗原分哪些型

人类白细胞抗原(HLA)目前主要分三类六抗原位点(即A、B、C、DR、DP和DQ,不包括第Ⅲ类),见表5。每个位点上有2个抗原,一个来自父亲,另一个来自母亲。故子代与亲代间有50%的抗原是相同的,子代间(胞兄弟姐妹间)就人类白细胞抗原(HLA)的一个位点而言,则有可能各有1/4的机会完全相同或不同,另1/2的机会是有一半相同。由表5可知,已发现的抗

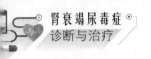

原近 500 个,要想找到六位点完全相同的两个个体(除同卵孪生外)几无可能。由于对肾移植而言,六位点并非同等重要,临床上以 HLA-A、B 和 DR 三位点六抗原无错配为肾源共享选择原则。一般认为 DR 较 A 或 B 更重要。

表 5　已知 HLA 位点情况

分类	包含位点	主要分布的细胞	对移植肾影响	已知抗原数
Ⅰ	HLA-A、B、C	T、B 淋巴细胞,粒细胞和单核细胞	长期存活	A: 86, B: 185
Ⅱ	HLA-D/DR、DP、DQ	B 淋巴细胞、抗原呈递细胞	长、短期存活	DR: 197
Ⅲ	补体 C2、C4 和 B 因子			

国际上能达到六抗原无错配的肾移植大多在 8% 以下,其中以美国为最高,1997 年就达到 17%。这与美国实行全国资源共享和数据贮存比对的办法有关。我国目前仍以各移植中心内选择为主,故远低于国外水平。一组 316 例肾移植中,六抗原无错配率仅 0.63%。

为什么要筛选人类白细胞抗原抗体

早在半个世纪前,人们就发现体内预先存有的循环抗体是诱发肾移植后早期或即刻发生的超急性排异的主要原因。近年发现真正起作用的仅是其中的 IgG 抗体,即特异性的抗

HLAIgG 抗体。因此,筛选此抗体对肾移植成功与否有重要意义。

筛选的方法有多种,第一类是补体依赖性细胞毒方法,即国内常用的淋巴细胞毒交叉配合试验(交叉配型)和莱姆德细胞板方法。以超过 10％为阳性,不宜接受肾移植,但在阴性受肾者中仍有个别发生超急性排异。第二类为流式细胞仪方法,特别是1998 年莱姆德公司创立的免疫磁性珠流式细胞仪抗体筛选技术,可同时检出人类白细胞抗原(HLA)Ⅰ类和Ⅱ类抗原的特异性 IgG 抗体,重复性很好,仅需 1.5 小时的检测时间。第三类是酶联免疫吸附测定方法(ELISA),其中最佳的是莱姆德抗原板方法,可测出 HLA-Ⅰ类和Ⅱ类抗原的特异性 IgG 抗体及其水平,亦以>10％为阳性。

体内有高水平循环 HLA 抗体为致敏,用群体反应性抗体(PRA)水平来表示,0％～10％为未致敏,10％～50％为轻度致敏,50％～80％为中度致敏,>80％为高度致敏。高度致敏一般为肾移植禁忌,除非 HLA 完全相配。中度致敏者应通过治疗降低其致敏性。抗体阳性者应加做交叉配型。一般认为可接受肾移植的标准为:①HLA-A、B 和 DR 六抗原相配;②HLA-A、B错配,DR 相配,PRA>40％,交叉配型阴性;③HLA-A、B 错配,DR 错配 1 个(DR 不能 2 个抗原都错配),PRA>40％,交叉配型阴性;④HLA-A、B 和 DR 都错配,PRA<40％。

这些抗体的形成和致敏性高低可能与输血、妊娠、原移植肾失功能和原有免疫性疾病(如系统性红斑狼疮)等有关。

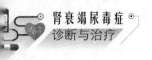
人类白细胞抗原氨基酸残基配型有何意义

分析发现,在人类白细胞抗原(HLA)错配的肾移植中,并非都明显影响存活率;研究发现,受者识别异体抗原中有一个由8～11个氨基酸构成的片段,是识别功能的决定簇,称为氨基酸残基。当供受双方 HLA 六抗原错配,但两者抗原都处于同一个氨基酸残基反应组内时,免疫反应或排异反应就处于低反应或无反应状态。这种检查方法称氨基酸残基配型。按此法将我国的 5.8 万份样本进行分析,共得到 HLA Ⅰ 类抗原的氨基酸残基组 10 个,Ⅱ 类抗原氨基酸残基组 7 个。许多大系列(3 万～4 万例)的尸体肾移植存活率分析证实,只要氨基酸残基组相配,其存活率与 HLAA、B 和 DR 六抗原相配几乎无上下。特别应当指出,六抗原完全相配的比例很低,仅 3%～15%,而残基相配则有 42%～68%,这使得许多以前被认为配型不佳、不宜接受肾移植的患者获得了机会,而且现有资料可以证明其预期存活率不低,是适宜的受肾者。

免疫抑制剂有哪些种类

肾移植外科手术方面的技术已相当成熟,成功与否更多的是取决于对排异反应的认识和处理。如前所述,排异反应的预防较多地依赖组织配型,而控制和治疗排异反应则较多地取决于合理选择和使用免疫抑制剂。一些毒性大而效果差的免疫抑制剂已被放弃,更多新型的免疫抑制剂不断问世,现在可用的免疫抑制剂按其药理特点大体上可分为 8 类。

(1) 抗原呈递抑制剂:如糖皮质类固醇,常用的有甲泼尼龙(MP)、泼尼松和泼尼松龙。

(2) 抗增殖类:如硫唑嘌呤(Aza)、咪唑立宾(MZR)、吗考酚酯(麦考酚吗乙酯,MMF)和来氟米特等。

(3) T 细胞抑制剂:如抗淋巴细胞血清(ALS),包括抗淋巴细胞球蛋白(ALG)和抗人 T 细胞球蛋白(ATG)等。

(4) 第一信号抑制剂:阻止 T 细胞活化和从 G_0 向 G_1 期进展,如抗淋巴细胞单克隆抗体原位克隆(OKT3)、钙调神经素抑制剂环孢素 A(CsA)和他克莫司(FK506)等。

(5) 第二信号及细胞因子转录抑制剂:如西罗莫司(雷帕霉素,RAPA)等。

(6) 第三信号抑制剂:如抗白细胞介素-2 受体单克隆抗体(IL2R Mab)——达利珠单抗(赛尼哌)和巴利昔单抗(舒莱)等。

(7) 诱导耐受:包括 T 细胞清除等多种方面,如抗 T 细胞单克隆抗体(CTLA4Ig、CD40L)等。

(8) 其他途径:如淋巴细胞"归巢"抑制剂——芬戈莫德(FTY720)等。

这些免疫抑制剂是从抗原识别到呈递,从信号传递到细胞作出反应的各个环节实施阻断和抑制,从而可减轻免疫反应(排异反应)。

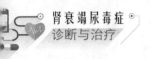
为什么肾移植患者常接受糖皮质类固醇治疗

　　糖皮质类固醇具有直接抑制淋巴细胞等免疫活性细胞、抑制免疫活性细胞增殖、抑制抗体产生等免疫抑制作用,有抑制白细胞介素、肿瘤坏死因子等炎症介质的抗炎作用,作用较为迅速。所以是肾移植患者最常用的基本免疫抑制药物,也是防治急性排异的基本药物。通常在手术日便开始使用,几乎长达整个病程。除非有使用本品的禁忌,几无例外地每例均使用。使用剂量则视肾来源、临床情况和组织兼容性等而定;其使用剂量有很大的经验性成分,虽有许多方案可供选择,但还没有很科学的最佳用法。本品的不良反应不少,包括引发高血糖、溃疡病、感染、股骨头坏死、高血压、白内障等。

环孢素有何特点

　　环孢素 A(CsA)可高度选择性地抑制 T 辅助淋巴细胞、封闭 T 细胞生长因子受体、抑制白细胞介素 2(IL2)释放、阻断 T 细胞受体信息传导通路而发挥免疫抑制作用。本品不影响 T 抑制淋巴细胞,有利于患者对移植肾耐受,是预防排异反应的有效药物。本品的药代动力学有个体差异,血药浓度还受多种药物影响,故常需测定血药浓度。通常希望峰浓度(一天中的最高血浓度)能达到治疗目标,而谷浓度(一天中的最低血浓度)能达到减少毒性作用的要求,所以用药剂量也有明显的个体差异。本品用量常逐月递减。本品有肝肾毒性,与血浓度有关。但有效浓度与中毒浓度间有相当大的重叠,所以在较低谷浓度时仍可发生肝肾毒性。肝毒性主要表现为血清氨基转移酶和胆红素增高,减量即改善,但对罹患病毒性肝炎者可发生持续性损害。肾毒性表现为肾血流量(RBF)、肾小球滤过率(GFR)下降和肾小管功能损害,有时不易与急、慢性排异反应鉴别;确定为 CsA 肾损害者应当减量,延缓减量可使上述损害变成持续和加重。其他常见的不良反应还有齿龈增生、震颤、多毛、高血压和高尿酸血症等。

吗考酚酯有何特点

吗考酚酯(MMF)在体内转化为霉酚酸而发挥作用。肾移植排异反应取决于淋巴细胞的增殖能力,后者需要有以嘌呤为底物,在鸟苷酸合成酶作用下的从头合成过程,而霉酚酸是此酶的强有力抑制剂,故可高度选择性地抑制 T 细胞和 B 细胞增殖,从而抑制排异反应。本品还可抑制肾小球系膜细胞,故也可用于肾病治疗。临床研究提示剂量范围为 2～3 g/d,国内常用 1～2 g/d,与糖皮质类固醇、环孢素 A(CsA)合用对急、慢性排异反应都有较好的防治作用。MMF 无肝、肾、骨髓和神经毒性,偶有腹泻等消化道症状和血细胞减少,罕见引起淋巴瘤。与其他免

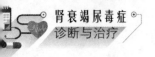

疫抑制剂合用时,增加巨细胞病毒(CMV)感染机会,与剂量有关。

他克莫司有何特点

他克莫司(FK506)是细菌发酵产物,是一种抗生素。它与免疫细胞受体结合后使细胞内发生一系列信息传递变化而发生免疫抑制作用,主要抑制T辅助淋巴细胞释放白细胞介素,抑制产生T杀伤淋巴细胞。免疫抑制作用比环孢素A(CsA)强100倍;对预防尸体肾移植排异反应效果好,比CsA肝肾毒性小,但治疗窗(治疗剂量与毒性剂量距离)窄,价格贵。常见不良反应有恶心、呕吐、皮疹、焦虑、震颤、失眠、发热和血糖增高等,多见于静脉给药时,口服用药时较少发生。

硫唑嘌呤有何特点

硫唑嘌呤(Aza)主要是阻断细胞内的嘌呤合成,从而抑制了核酸合成,发挥免疫抑制作用;可影响细胞免疫和体液免疫。Aza在肝内代谢,故在有肝病者使用时宜减量甚至停用。由肾脏排出,故要按肾功能校正用量。本品抑制白细胞生成,故应按白细胞数和下降速率决定用量。

西罗莫司有何特点

西罗莫司(RAPA)和他克莫司(FK506)相似,也是抗真菌抗生素,但主要作用在第二信号传递方面,即抑制淋巴细胞对白细胞介素等介质的反应和结合后的信号传递,而发生免疫抑制作用。小剂量 RAPA 和小剂量环孢素 A(CsA)合用,可在细胞增殖不同阶段和信号传递不同通路上阻断淋巴细胞的增殖和活化,效果很好。本品对心移植排异反应疗效好,对肾移植排异反应兼有预防和逆转(治疗)排异反应作用,但对有较多蛋白尿者疗效稍差。对脏器和白细胞无明显损害,但可引起血脂增高。

抗淋巴细胞血清有何特点

临床所用抗淋巴细胞血清(ALS)主要有抗淋巴细胞球蛋白(ALG)和抗人 T(胸腺)细胞球蛋白(ATG),通过减少血中 T 细胞,减少排异反应发生率和严重性,从而减少激素和其他免疫抑制剂用量,减少这些药物引起的并发症和不良反应。主要用于移植早期预防排异,不作为常规使用。ATG 较 ALG 作用强而持久。常见不良反应有发热、畏寒、荨麻疹、关节痛和血小板减少,有 1 周后发生血清病的,应注意观察。

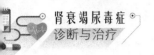

抗淋巴细胞单克隆抗体原位克隆有何特点

原位克隆(OKT3)是抗 T 细胞 CD3 受体的单克隆抗出,与淋巴细胞 CD3 受体结合后能阻断其识别外来抗原,干扰细胞传递的免疫反应,所以能逆转对激素无反应的急性排异反应。本品首次使用后 30~60 分钟时可出现首剂治疗反应。此与大量细胞因子释放有关,故又称细胞因子释放综合征。以发热、头痛、呕吐、胸闷、心动过速、低血压、支气管痉挛和关节痛等为表现。可持续 24 小时或更长,多数症状轻微,可自行缓解,个别发生急性肺水肿和严重神经精神反应。故使用前要测体温和作心肺功能评估,包括 X 线胸片、血压、血容量状态等,使用前 1~4 小时需静脉滴注甲泼尼龙(MP),必要时作心肺监护。

抗白细胞介素-2 受体单克隆抗体有何特点

本类药品的免疫抑制机制还不十分清楚,目前已知是通过封闭抑制 T 淋巴细胞 IL2 受体,阻断 IL2 受体依赖的 T 淋巴细胞增殖,使 T 细胞溶解或受体脱落等作用发挥免疫抑制效用。本类药品不影响 T 细胞及其亚群的总数和比例,不引起细胞因子信号的转导,也不发生"首剂治疗反应"。

常用的有达利珠单抗(赛尼哌)和巴利昔单抗(舒莱)。达利珠单抗常用于预防急性排异反应,剂量为 1 mg/kg 体重,术前

24 小时内和术后每 2 周 1 次,共 5 次。巴利昔单抗为 20 mg,术前 2 小时和术后第 4 天各用 1 次。

咪唑立宾有何特点

咪唑立宾(MZR)通过抑制淋巴细胞增殖发挥免疫抑制作用。肝排出少而肾排出多,故肝损害轻而鲜见,但应按肾功能调整剂量,血液透析(HD)可清除。不良反应有:腹痛、食欲不振、白细胞减少、红细胞减少和血小板减少、皮疹和超敏(过敏)反应等。少数有高血糖和高尿酸血症等改变。

芬戈莫德有何特点

芬戈莫德(FTY702)的免疫抑制机制与众不同,它通过调节循环中的淋巴细胞对化学因子的反应,促使淋巴细胞返回到次级淋巴细胞中去,即所谓"归巢",从而减少了移植肾中的淋巴细胞浸润,预防或减轻排异反应。研究证实可延长移植肾存活时间,还没有发现有明显的不良反应。

哪些患者适合肾移植

(1) 基本原则:任何原因引起的肾脏疾患,发展至不可逆转

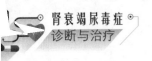
的肾衰竭时都可考虑接受肾移植。

（2）理想受肾者：青壮年、慢性原发性肾脏病、内生肌酐清除率(Ccr)＜10 ml/min、无严重贫血、经透析尿毒症症状明显改善或几近消失、生活能自理、尿量为 1 L/d 左右、无明显心血管并发症，膀胱及下尿路解剖生理功能正常，无感染和炎症。

（3）高危受肾者：高龄，继发性肾脏病，有心血管并发症，有肝炎史、结核史，对免疫抑制剂不能耐受或有相对禁忌[如骨髓功能低下不能耐受硫唑嘌呤(Aza)，但可用环孢素 A(CsA)]者。

（4）对无法施行透析治疗的患者，应放宽指征；对有乙型和(或)丙型肝炎者，宜从严掌握，因术后死于肝衰竭者不少见。

肾移植有何相对禁忌证

（1）急进性肾小球肾炎(ARPGN)，抗肾小球基膜(GBM)抗体阳性的肾小球肾炎，应待抗体转阴性后再考虑肾移植。

（2）继发性肾脏病，因原发病依然存在，移植肾可再次发病，故常列为相对禁忌。其中糖尿病肾病(DN)和狼疮性肾炎(LN)已获得较好效果，长期存活者不少，故已改列为高危受者。而高尿酸尿肾病和高尿酸肾病移植后易复发，仍列为相对禁忌。

（3）对免疫抑制有禁忌者，如结核、糖尿病、消化性溃疡、骨髓功能低下和轻度精神障碍等，现因免疫抑制剂的发展，提供了更多选择方案，激素用量较前明显减少，已从禁忌改列为相对禁忌。

（4）肾恶性肿瘤已有转移者。

（5）淋巴细胞抗体阳性,特别是强阳性者。

（6）妊娠。

（7）活动性乙型和丙型肝炎。

供肾者应符合哪些基本条件

（1）活体供肾者:①近亲间自愿供肾;②年龄为 20～60 岁;③医学检查证实身体健康;④无乙型或丙型肝炎史;⑤肾动、静脉和泌尿系统经造影或 CT 或 MRI 检查证实均无异常;⑥无国家法律法规禁止的情况等。

（2）尸体供肾者:①除脑外伤或脑血管急性病变外,无全身疾病;②年龄为 16～60 岁;③临床死亡至取肾时间宜短于 30 分钟,最长不能超过 60 分钟;④无肝病和肾病史;⑤生前有合法有效的自愿捐赠器官文书;⑥没有国家法律法规禁止的情况等。

供肾者应符合哪些免疫学要求

（1）血型鉴定:目前已知人红细胞有 ABO 血型系统等 21 个系统,300 余种抗原,但关键的仍是 ABO 血型系统。要求是必须相同或兼容,以免发生超急性排异反应。Rh 阳性供者可移植给 Rh 阴性受者。

（2）免疫学配型:群体反应性抗体(PRA)是必要条件,人类

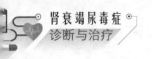

白细胞抗原(HLA)和氨基酸残基配型是可能条件。对致敏患者再次移植时,淋巴细胞毒交叉配型、HLA配型和氨基酸残基配型都是必要条件。

肾移植术前准备包括哪些

内容一般应考虑透析、输血、摘肾、切脾、血清冷凝集素测定、术前使用免疫抑制剂和高敏受者处理等7个方面问题。

肾移植前透析时间长好吗

术前充分透析,消除尿毒症症状,保持良好的机体内环境状态,为手术创造了良好的条件。通常在术前日会增加一次透析,使术后肾功能一旦延迟恢复,仍可暂缓透析1~2天,以避免术后马上透析带来的风险。同样,纠正贫血和低蛋白血症,控制心血管并发症(包括高血压、心力衰竭和肺水肿等)和清除感染病灶等也都是十分重要的环节。

研究表明,术前维持性透析时间越长移植肾存活时间越短,术后移植肾功能延迟恢复(DGF)率越高。例如,未经透析、透析1~6个月、7~12个月、1~2年和2~5年接受尸体肾移植患者的移植肾存活半寿期分别为14.2、11.9、11.2、10.0和9.1年;透析0~6个月、7~12个月、1~2年和2~5年的接受尸体肾移植患者的术后移植肾功能延迟恢复(DGF)率分别为18％、19％、21％和28％(总平均为25％)。所以,确定要做肾移植的患者应积极创造条件,尽早接受移植,不宜靠维持性透析等待过久。但面对患者众多、肾源匮乏的局面,必定还是有大量患者需长期等待。

如何认识术前输血的利弊

早年就发现术前输血可促进免疫耐受、产生封闭抗体和促进T抑制淋巴细胞功能,减少排异反应。接受尸体肾移植前接受过数次输血者,移植肾存活率增高。但是输血引起的病毒感染,如巨细胞病毒(CMV)、乙型及丙型肝炎病毒(HBV和HCV)和人类免疫缺陷病毒(HIV)等,有时也是致命的。输血(包括多次妊娠)使患者产生过多的抗人类白细胞抗原(HLA)抗体,使群体反应性抗体(PRA)增高,发生超急性排异反应的风险骤增。所以,现时以注射促红细胞生成素(EPO)代替输血,不再强调术前输血。

术前是否要摘除病肾

保留病肾,常能保留一些肾功能,特别是内分泌功能,故一般不摘肾。术前应当考虑摘肾的有:①透析与药物不能控制的严重肾性或肾血管性高血压;②反复发作的肾盂肾炎、伴尿路梗阻、反流或结石;③抗肾小球基膜(GBM)阳性的肾小球肾炎;

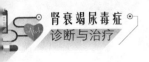
④肾恶性肿瘤；⑤巨大多囊肾妨碍手术等。相对指征还有双侧肾静脉血栓形成和严重肾病综合征(NS)等。

术前是否要切除脾脏

由于脾是一个可被切除的淋巴器官，所以早年在免疫抑制治疗还较落后时，常对受肾者做术前脾切除或部分脾栓塞，以减轻术后排异反应。目前仅在 ABO 血型系统不兼容时做此手术，在白细胞偏低时则可考虑做此手术。

术前是否需测血清冷凝集素

为延长供肾缺血时间，取出供肾冲洗至净后即予冰存，在术中也用冰霜降低供肾温度直至肾动、静脉吻合后重新开放血流时为止。若受肾者血清冷凝集素阳性，可能在血流开放时发生因移植肾小血管中血细胞凝集而造成堵塞，引起移植肾被毁损。该测定可预告风险，以采取防范措施。

术前是否要用免疫抑制剂

术前应常规使用免疫抑制剂，特别是未作人类白细胞抗原

(HLA)配型者,以预防排异反应。目前常用的是:吗考酚酯(MMF)1 g,每日2次,口服,从手术前日起用。手术日用甲泼尼龙(MP)500 mg静脉滴注。待术中或术后有尿、确认移植肾无急性肾小管坏死(ATN)可能时,方始加用环孢素A(CsA)。

对致敏或高敏受者如何处理

致敏受者群体反应性抗体(PRA)>10%,发生术后移植肾功能延迟恢复(DGF)、急性排异、移植肾失功能的危险性明显增加。处理原则是:确定致敏抗体类型,包括:①抗人类白细胞抗原(HLA)IgG抗体的特异性;②所选供肾者无该致敏抗体的靶抗原;③选择规范的交叉配型阴性的供肾;④在交叉配型阴性前提下选择HLA兼容的供肾等。即以交叉配型阴性、无以前失功能移植肾HLA的重复错配和无其他不可接受的错配为原则。

高敏者可术前应用血浆置换(PE)或免疫吸附等技术,降PRA至许可范围后才能接受肾移植。国内有对PRA>40%者经处理后肾移植效果满意的报道。还可使用抗淋巴细胞球蛋白(ALG)、抗人T(胸腺)细胞球蛋白(ATG)和原位克隆(OKT3)进行诱导治疗,也可获得显著疗效。

肾移植术后应关注哪些问题

除通常外科手术后应关注的问题外,特别需关注的问题有三:

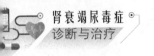

即术后肾功能恢复状况及相应处理、防治排异反应和预防感染。

术后多尿该如何处置

术后多尿十分常见,尿量常达 $200\sim500$ ml/h,最多有达 14 L/d 的;通常历时 $1\sim2$ 天,亦有长达数日甚至数周的。其原因与移植肾缺血时间长短有关,机制与急性肾小管坏死(ATN)类似,通常较轻,以肾小管水钠重吸收障碍为主,故可视同急性肾衰竭(ARF)的多尿期。治疗以补充水、钠为主,当尿量为 250 ml/h 或以下时宜等量补充,超过 250 ml/h 时可酌减,但应按血压、心率和脱水征等临床情况决定,以确保重要器官的有效灌注。一般用盐水与糖水各半,并视实验室检查结果调整,尤应注意补充钾、钙和碳酸氢钠,有时还要补镁;补入速度按尿量调节,宜平衡补入。

术后少尿、无尿该如何处置

术后少尿或无尿常为术后移植肾功能延迟恢复(DGF),首先应排除外科问题,特别是血管问题,如栓塞、血栓形成等。其次是急性肾小管坏死(ATN)和加速性排异反应,此两者有时很难鉴别。核素检查(比较主动脉和移植肾血流灌注)对鉴别有一定帮助,当比值大于 3 提示 ATN,常需在血液透析(HD)支持下度过少尿期;当比值小于2更支持加速性排异反应。必要时应做移植肾活检确定诊断。现因术前配型检查较完善,超急性排异反应已不多见。

在少尿期使用环孢素 A(CsA)要兼顾治疗作用和毒性作用两个方面。通常术后1周宜用小剂量,以减少肾毒性;第2周宜达到治疗所需峰值和谷值,以有效预防急性排异反应;第3周又宜减量,以利肾功能恢复。当然,弃用 CsA 而改用抗人 T(胸腺)细胞球蛋白(ATG)也是可供选择的备选方案。使用降压药物宜慎用血管紧张素转换酶抑制剂(ACEI),可减量合用钙通道阻滞剂(CCB)或改用 CCB。严重贫血时可输生理盐水三洗红细胞应急。

术后饮食该如何管理

肾移植术后患者按麻醉与手术要求逐步恢复饮食,即待肠鸣音恢复、排气通畅后次第给予流质、半流质和普通饮食。饮食种类依肾功能情况而定。如肾功能和尿量正常,饮食可如同常人;如肾功能正常而多尿,应鼓励饮水;如为术后移植肾功能延迟恢复(DGF),则仍按其肾功能水平和尿量,依前文急性肾衰竭(ARF)和慢性肾衰竭(CRF)所述的饮食管理原则实施,直至肾功能恢复。仍有高血压者仍应限钠;原有基础疾病,如糖尿病、高尿酸血症、高脂血症等,则应按这些疾病的要求管理饮食。

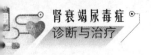
如何有效防治术后感染

肾移植后极易发生感染,除因慢性肾衰竭(CRF)和透析治疗引起的免疫低下外,还与应用免疫抑制剂有关。为此,术后常需置患者于隔离单元中,加强接触人员与使用物品的消毒与隔离,严格无菌操作,包括谢绝探视等;同时应加强支持治疗,如注输白蛋白纠正低蛋白血症等。早期应密切注意切口、引流管和导尿管等处,加强护理与处理,有指征时宜尽早拔除。术后一般应用抗生素预防感染,通常持续至拔管后。免疫低下状态一般持续1~2个月,除细菌感染外,病毒感染常见,尤以巨细胞病毒(CMV)感染为最。有报道称使用更昔洛韦0.4g,每日3次,共3个月,有预防作用。

为什么要用预防性免疫抑制治疗,常用方案是哪些

除同卵孪生间肾移植外,术后发生急性排异反应几乎是无法避免的,故必须予以预防性免疫抑制治疗。通常选择联合用药的方案,即同时使用剂量较小而作用机制不同的免疫抑制剂,以达到作用增强而不良反应减少或减轻之目的。在手术前后常用的组合有:①单纯三联治疗;②抗淋巴细胞球蛋白(ALG)或抗人T(胸腺)细胞球蛋白(ATG)或原位克隆(OKT3)中的一种(即

诱导治疗),加三联治疗;③达利珠单抗(赛尼哌)或巴利昔单抗(舒莱)加三联治疗;④对老年人或亲属肾移植早期肾功能受损者,基于减少毒性的考虑可用四联疗法,即小剂量的环孢素 A(CsA)和西罗莫司(RAPA)加全剂量的吗考酚酯(MMF)和激素。

所谓三联治疗是由以下三组药物中各选一药组成:①甲泼尼龙(MP)或泼尼松或泼尼松龙;②CsA 或他克莫司(FK506)或 RAPA;③MMF 或硫唑嘌呤(Aza)或环磷酰胺(CTX)或咪唑立宾(MZR)。其中以由激素、CsA 和 MMF 组合最常用,急性排异反应常可控制在 10% 左右。经济不宽裕者可将 MMF 改为 Aza;使用 Aza 后诱发肝损害者,可改用 CTX。有肝病或出现肝毒性损害者,宜将 CsA 改为 FK506;使用 FK506 后血糖升高者,可改用 CsA。

人类白细胞抗原(HLA)配型不理想、再次移植、反复输血和多次妊娠者可用诱导治疗(即加用 ALG 或 ATG 或 OKT3 之一种)。抗 HLA2R Mab(如达利珠单抗和巴利昔单抗)有加强预防急性排异反应作用,但价格昂贵。

药物可按下文推荐剂量试用,但需个体化调整,CsA、FK506 和 RAPA 还需按血药浓度调整。对高龄和易感染受者剂量宜小,对青壮年和有过急性排异的受者剂量宜足。此外,还应考虑基础疾病、药物不良反应和机体耐受情况等决定。

诱导治疗如何实施

(1) 抗人 T 淋巴(胸腺)细胞球蛋白(ATG):常用等渗葡萄

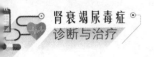

糖液稀释后,在术中经滤网过滤后通过中央静脉一次缓慢滴入,以诱导免疫耐受;高危者可每日使用,共 4 日;预防或治疗急性排异,可于术后每日使用,共 10~14 日。使用前需作皮肤过敏试验,并预防性使用激素或抗组胺药,以免发生变态(过敏)反应;发生外周血淋巴细胞和(或)血小板减少者停用。

(2) 原位克隆(OKT3):诱导治疗常用 10~14 日,经外周静脉输注。为减少首剂治疗反应,可加用甲泼尼龙(MP)、抗组胺药和退热药;并可将首日剂量分 3 次,次日剂量分 2 次使用。

如何使用抗白细胞介素-2 受体
单克隆抗体预防急性排异

(1) 达利珠单抗(赛尼哌):可于术前 24 小时内和术后每 2 周各用 1 次,共 5 次;或术前 24 小时内和术后 2 周各 1 次,共 2 次。

(2) 巴利昔单抗(舒莱):术前 2 小时和术后第 4 日各用 1 剂。

如何使用"三联治疗"预防急性排异

(1) 皮质类固醇:手术日用甲泼尼龙(MP)250~1 000 mg;术后 3 天内每天用 MP 250~500 mg/d;术后第 4 日起用泼尼松或泼尼龙 50~60 mg/d,并逐步减量;至术后第 14 日降为 15~

25 mg/d 的维持量；术后 2～3 个月时减为 10～25 mg/d，术后 6～12 个月时减为 10～20 mg/d，1 年以后用 7.5～15 mg/d。

(2) 环孢素 A(CsA)：①合用硫唑嘌呤(Aza)者，从每日 6～10 mg/kg 起用，分 2 次口服；以后每月减少 1 mg/kg，至术后 4～6 个月，每日用 5 mg/kg，术后 7～12 个月，用 4 mg/kg，1 年后用 3 mg/kg。②合用吗考酚酯(MMF)者，每日用量从 4～8 mg/kg 起，减量方法与合用 Aza 同，唯剂量较之少 1～2 mg/kg。③有术后移植肾功能延迟恢复(DGF)者，常待肌酐(Cr)降至 300 μmol/L 以下时起用 CsA。④本品常需监测血药浓度。建议的血药浓度(ng/ml)为：术后 1 个月、2 个月、3 个月、4～6 个月、7～12 个月和 1 年以上的峰浓度分别为 1 300～1 500、1 200～1 300、1 100～1 200、1 000～1 100、800～1 000 和 600～800；同期谷浓度分别为 200～300、200～250、180～220、200、150～200 和 150。

(3) 他克莫司(FK506)：每日 0.01～0.1 mg/kg 静脉滴注，或 0.15 mg/kg，分 2 次口服起用，依血药浓度调整用量。参考谷浓度(μg/ml)为：术后 1 个月、2～3 个月、4～6 个月、7～12 个月和 1 年以上分别为 12～15、10～12、10、8～10 和 4～8。

(4) 吗考酚酯(MMF)：常用 1.0～1.5 g/d，分 2 次服。较使用 Aza 者，急性排异发生率降低约 50%，但合并感染机会增加。高龄(>50 岁)、瘦小(<50 kg)和用药 1 年以上者宜减量，年轻、高大(>70 kg)者宜稍增量。个别可用至 2 g/d。

(5) 硫唑嘌呤(Aza)：起用时间从术前 3 日至术后 2 个月，视 CsA 和 MMF 用量大小而定。常从每日 3 mg/kg 起，可用每日 1～2 mg/kg 量维持。排异反应发生率、其他免疫抑制剂用量、肝

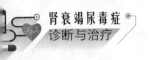

功能和血白细胞数是决定用量或停用的重要因素。

(6) 咪唑立宾(MZR)：与 CsA 和类固醇组成三联，或替代 Aza(无肝毒性，降白细胞作用较轻)。起始量为每日 2～3 mg/kg，早餐后顿服，维持量为每日 1～2 mg/kg。

(7) 西罗莫司(RAPA)：常与类固醇和 Aza 组成三联治疗。首剂 6 mg/d，维持量为 1～2 mg/d；参考血药谷浓度为 5～15 ng/ml。如与 CsA 合用，CsA 用量可减 40%，RAPA 用量亦可减少。

什么是排异反应

排异反应的本质是受者免疫系统识别移植肾异源性抗原后发生的一系列细胞和体液免疫反应。能被受者淋巴细胞识别的抗原包括：移植肾血管内皮细胞、脱落的组织细胞、含抗原的组织碎片和存留在移植肾的供者血白细胞等所具有的与受者组织兼容性不同的抗原。一旦被识别，便启动了信息递呈、刺激 T 细胞和 B 细胞增殖、释放细胞因子和产生抗体、活化其他免疫活性细胞，对具有异源性抗原的细胞或组织发起攻击，直至那些细胞坏死、崩溃和被清除。

排异反应有哪些类型

临床上将排异反应分为：超急性、加速性、急性、慢性和亚临床性 5 种。其中急性排异反应主要由细胞免疫所介导,超急性和加速性主要为体液免疫所介导,慢性排异反应和亚临床排异反应的机制还不十分清楚,但体液免疫肯定起了重要作用。

超急性排异反应有何特点

超急性排异反应是移植肾恢复血循环后即刻或几小时内发生的急性不可逆的体液免疫反应。其起因是受者体内预先存有抗供肾抗原的抗体;这些抗体主要针对供肾的白细胞、血小板、血管内皮细胞和 ABO 血型系统不兼容的红细胞等。据认为受者主要通过反复输血、多次妊娠、病毒或细菌感染和再次肾移植等途径,获得这些抗原刺激,并将信息存贮在记忆细胞中。一旦这些抗原重新被识别,立即唤起强烈的抗体生成与体液免疫反应,迅速引起移植肾肾皮质坏死。病理上,可呈现以肾小球及其周围毛细血管充血,继而波及肾小球入球动脉和其他小动脉,炎细胞浸润、间质出血、肾小管坏死、小血管血栓形成和纤维素样坏死,最后肾皮质坏死为特征的 Arthus 现象。或以肾皮质血管内凝血、小血管内广泛纤维蛋白血栓形成,最终肾皮质坏死为特征的 Schwartzman 反应两类。

临床上以血液循环恢复后无尿,或排尿后迅即转为无尿,术中可见移植肾在血供开放迅速发黑、变软、出现斑点状坏死,而肾动脉正常为表现。治疗常无效,应尽早摘除移植肾。

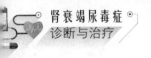

加速排异反应有什么特点

此与超急性排异反应的发病机制与病理改变十分相似,所不同的是反应的强烈程度要差一些,所以发生时间也较迟。通常在术后 2～5 天发生,最迟可超过 4 周;发生越晚,排异反应程度也越轻。临床上全身反应较重,可有寒战、高热、腹胀、疲软和血压增高;移植肾胀痛、张力增高和触痛;尿量减少或无尿、可有肉眼血尿、肾功能明显减退且日趋加重;放射性核素动态显像示移植肾血流显著下降甚至停止。肾活检术可明确诊断,见肾小球和肾小血管广泛损害,管壁坏死,腔内血栓形成,有出血和梗死灶,甚至动脉闭塞。一旦确诊,可用抗人 T 细胞球蛋白(ATG)或抗淋巴细胞球蛋白(ALG)治疗;无效即应摘除肾。

什么是急性排异反应

除同卵孪生间肾移植外,几乎所有肾移植均发生过程度不等的急性排异反应。其发病机制多为细胞免疫反应,故病理上表现为以淋巴细胞浸润为特征的急性免疫性间质性肾炎;亦可有以中小血管壁免疫球蛋白沉积、炎症坏死和血栓形成等为特征的体液免疫反应。少数兼有以上两种者,称混合性排异反应。

临床表现颇为多样,通常发生于术后 1 周至 6 个月,但亦可发生于术后数年,以术后 1 个月内为最多见。术后 3 个月内发生者多有全身症状,如发热、乏力、周身不适和血压升高等;移植肾可有胀痛和压痛,体积可增大;尿量减少、尿常规检查异常和肾功能急速减退等。发生时间距手术越近,常越重。每次发生时的表现可不尽相同,每例间亦各异。使用环孢素 A(CsA)后,急性排异反应的表现常更不典型,有时需做移植肾活检来诊断。早期诊治使用甲泼尼龙(MP)冲击效果良好,肾功能几近恢复,故亦称可逆性排异反应。

如何诊治急性排异反应

有时诊断颇为困难,特别是与环孢素 A(CsA)肾毒性作用相鉴别。移植肾细针肾活检观察淋巴细胞数和 CD4、CD8 单克隆组织化学染色、超声多普勒肾血流阻力探测、放射性核素动态显像和 CsA 血浓度测定等都有一定帮助;移植肾活检常可确诊。此外还应与感染、激素治疗所致血压增高;外科并发症,如尿瘘、淋巴囊肿和移植肾肾动脉狭窄等鉴别。

治疗前应先确定感染或免疫抑制剂剂量调整与急性排异发生间的关系,并作相应处理。急性排异反应的常用方案为:甲泼尼龙(MP)480 mg/d,静脉滴注 3 日,视病情增减;常需增加吗考酚酯(MMF)用量或加用他克司莫(FK506);常加用肝素和尿激酶等抗凝溶栓治疗 1～2 周。若治疗效果不显或系重症急性排异反应者,宜尽早使用原位克隆(OKT3)(每日 0.5 mg/kg,静脉滴

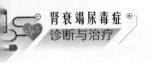
注 1～2 周),可使部分患者逆转。少数患者需用血液透析(HD)或腹膜透析(PD)短期支持,以度过排异反应。如为频发或无法控制的急性排异反应,应摘除移植肾。

什么情况该摘除移植肾

对严重排异反应、移植肾功能丧失、需反复或长时间大剂量使用免疫抑制剂者,考虑到免疫反应和免疫抑制剂对机体的危害性和诱发致命感染的危险性,应予摘除移植肾。其指征包括:

(1) 超急性排异反应。

(2) 大多数的加速性排异反应。

(3) 频繁发作(2 个月内 2 次或以上)、难以控制的急性排异反应,且伴有明显全身症状者。

(4) 排异反应伴不可逆的严重肾功能损害,局部症状明显且严重。

(5) 移植肾发生特异性感染。

(6) 移植肾破裂、手术难以修补者。

慢性排异反应有何特点

慢性排异反应又称慢性移植肾肾病,常发生于术后 6～12 个月,以缓慢进行性肾功能减退为特征,常伴高血压和蛋白尿。病理上有闭塞性血管炎、肾小球炎和间质性肾炎3种类型,同一病例可程度不等地同时存在这3种损害。其机制涉及免疫因素,如人类白细胞抗原(HLA)配型和群体反应性抗体(PRA)致敏等。也涉及非免疫因素,如缺血再灌注、供肾有效肾单位不足,受者有高血压、高血脂、巨细胞病毒(CMV)感染和药物肾毒性等。临床上可无症状,仅由肾活检发现;或以高血压、蛋白尿、移植肾缩小和进行性肾功能减退,或以慢性肾小球肾炎样为表现。无特效治疗。短期内可试用甲泼尼龙(MP)冲击、调整免疫抑制剂治疗方案,常减用或停用环孢素A(CsA)、控制血压和血脂等治疗,但仅对部分患者有效。

何谓亚临床排异反应

研究发现肾移植后早期,患者并无临床症状,仅血肌酐(Cr)轻度增高(<10%)或肾活检提示有早期排异反应的改变,称为亚临床排异反应。有研究发现,术后6个月时约30%患者有此改变;2年后其中23%~29%发生慢性排异反应。DR错配和DR相配者亚临床排异反应发生率分别为60%和20%,故认为发生原因与人类白细胞抗原(HLA)DR错配有关。试用甲泼尼龙(MP)冲击、改环孢素A(CsA)为他克莫司(FK506)治疗等措施可能有效。

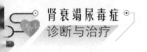
肾移植有哪些并发症

由于外科技术已很成熟,肾移植外科并发症正在减少,故内科并发症已成为主要问题。常见的有感染、药物肝、肾和骨髓毒性、心血管并发症、代谢并发症(如糖尿病、高血脂、高尿酸血症等)、胃肠和眼并发症、精神心理障碍和复发性肾炎等。

肾移植感染并发症有何特点

排异和感染是肾移植的两大问题,也是肾移植成败的关键。目前,对排异的认识和抗排异技术均有明显进步,故排异发生率有所下降,然而感染发生率却仍居高不下。肾移植后感染属免疫抑制状态下感染,与常人发生的感染不尽相同,通常有以下特点:①耐药菌多见,常需用新型抗生素;②混合感染的严重弥漫性肺部炎症仍是患者主要死因;③平时较少发现的感染,如非念珠菌性真菌感染、肠屎球菌感染、卡氏肺孢子虫病和多瘤病毒感染等增多;④受免疫抑制剂影响,感染的全身症状和局部体征可与感染的严重性不甚吻合;⑤预防治疗和充分治疗对肾移植效果的影响日受关注;⑥感染与排异和抗排异治疗密切相关,易发生于大剂量免疫抑制剂冲击后 1 周左右,好发于术后 6 个月内,尤其高发于术后 2～3 个月。

肾移植后的细菌性感染有何特点

细菌性感染占肾移植术后感染总数的 2/3 以上,院内感染以革兰阴性杆菌为多,以肺炎克雷白杆菌、铜绿假单胞菌、嗜血杆菌为常见,大肠埃希菌和变形杆菌次之;球菌以表皮球菌和粪链球菌为常见。术后早期细菌性肺炎的病原菌毒力较强,并可为多种菌混合感染;药敏试验常提示对抗耐药菌抗生素(如亚胺培南)敏感,对一般抗生素均不敏感,此与 30 年前有很大不同。治疗须早,否则后果严重,故定期对分泌物和排泄物作细菌培养和 X 线胸片或肺部 CT 检查十分必要。社区获得性感染者(出院后患者),还要留意支原体和结核感染。

肾移植后真菌感染有何特点

肾移植后深部真菌感染多见,属严重并发症。多发于术后 3 个月内,常见于反复大剂量激素冲击、长期使用广谱抗生素后和伴发于弥漫性肺部感染中。菌种以念珠菌属为最,非念珠菌真菌,如曲菌、毛霉菌、隐球菌和诺卡菌亦不少见。约 1/3 合并细菌和巨细胞病毒(CMV)感染。严重肺部感染后期多伴曲菌感染,症状常缺乏特异性,故 X 线胸片和肺部 CT 等影像检查很重要。对长期使用广谱抗生素和弥漫性肺部感染者,除加强真菌

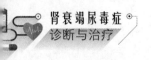

检查外,可考虑应用氟康唑和氟胞嘧啶(5FC)预防。确定深部真菌感染时,可按菌种和药敏试验结果选用抗真菌药。

肾移植后卡氏肺孢子虫病感染有何特点

本症多见于接受长期大剂量免疫抑制治疗和有低球蛋白血症的患者中,多见于肾移植后 3 个月内。临床上多以高热、干咳和呼吸困难起病,继而出现低氧血症和呼吸衰竭;X 线胸片改变和病程进展快。病因诊断不易,痰检出原虫还不足 6%,开胸肺活检阳性率仅 70%,经支气管镜肺活检加洗出液银染色阳性率稍高。本病较易在病房内传播,确诊后应关闭病房,待进行彻底清洁与消毒后再行开放收治。

肾移植后病毒感染有何特点

发病率高达 90%,以术后 6 个月内多见。常见为巨细胞病毒(CMV)、单纯疱疹、带状疱疹、人类疱疹和 EB 病毒等感染。其中以 CMV 最常见,可引起致死性的弥漫性肺部感染。术前供受者 CMV 抗体阳性者,术后感染率高。

CMV 可感染多个脏器,在肾移植后患者中以肺部感染为最多,但轻重不一。根据发热等全身症状,咳嗽、呼吸急促和低氧血症等表现,结合 X 线胸片等影像资料应疑及 CMV 肺炎,如在血、痰和尿中查获 CMV 抗原(CMVpp65)或测得血 CMVIgM 抗体便可成立诊断;病毒分离颇费时日,主要用于回顾性诊断。治疗包括减少免疫抑制剂用量、使用抗病毒药物和呼吸支持等方面。常用药物有更昔洛韦,1～3 周;还可使用膦甲酸钠和静脉注射丙种球蛋白等。密切注意肾功能、血白细胞和血小板、肺纤维化等变化,并及时施治。CMV 感染可诱发排异反应。移植肾似较其他器官更易蒙受 CMV 侵犯,部分晚期排异反应患者应用更昔洛韦有效,亦可能源自此理。近年有人主张肾移植术后即予更昔洛韦 3 个月;以后剂量减半,用至 1 年;对 CMV 血清学阳性者,静脉使用更昔洛韦或膦甲酸钠 7～14 天;对不明原因的发热亦可使用上述药物 7 天;以预防和早期治疗 CMV 感染。有研究认为,预防治疗可降低 CMV 感染率约 50%。

　　肾移植患者发生带状疱疹感染约 10%,个别可引起截瘫和触发排异反应。有人认为术后 1 年后每月服更昔洛韦 1 周,有预防作用。正常人约 70% 有无症状多瘤病毒感染,在肾移植患者中,因免疫功能被抑制,可成为显性感染,可招致移植输尿管狭窄和移植肾功能减退。治疗主要靠适当降低免疫抑制剂剂量;西多福韦虽获实验室治疗成功,但目前尚不能临床使用。

肾移植后尿路感染有何特点

　　肾移植后感染好发于尿路、肺、胃肠道和中枢神经系统,以尿路感染为最常见,约占 60%。首次尿路感染多发生于术后

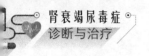
4 周内,常为无症状脓尿或菌尿,由培养得到确诊。治疗并不困
难,但有损害肾功能和诱发排异反应的可能。病原以革兰阴性
杆菌为多,亦可为金黄色葡萄球菌或真菌。发病与原肾有感染、
术后放置尿路支架或导管、供肾原有感染等有关。

肾移植并发弥漫性肺部感染有何特点

此为患者主要死因之一。常起于肺间质,发展至肺实质,发
生严重低氧血症和成人呼吸窘迫综合征而致死。广义的指各种
病原[如巨细胞病毒(CMV)、肺孢子虫、支原体、真菌或结核]单
独或混合感染所致,狭义的仅指以 CMV 感染为基础,合并其他
病原的混合感染所致者。

常发病于术后 6 个月内,高发于术后 2～3 个月。每以发热
起病,咳嗽等呼吸道症状和体征可缺如,1～7 天后 X 线胸片呈弥
漫性炎症改变,可演变至"白肺",出现胸闷气急和低氧血症,常
需辅助呼吸(器械通气)支持。病因诊断困难,应反复取痰、各
种排泄物和肺泡灌洗液作培养,做 CMV 血清学检查,必要时做
肺活检。治疗应先按经验给药,参考病原学检查结果;因 CMV
感染占 90%,故先给予抗病毒药;针对细菌感染,应选用能覆盖
耐药菌株的广谱抗生素;抗真菌药早期可选氟康唑(抗假丝
菌),后期可选伊曲康唑(抗曲菌)等;疑有肺孢子虫感染,可选
用磺胺。

病程中还应继续寻找病原学证据,以及时调整抗感染药物;

及时随访 X 线胸片和 CT,以了解病情发展趋势;调整免疫抑制剂治疗方案,降低或停用环孢素 A(CsA)和(或)吗考酚酯(MMF);短期使用中、小剂量甲泼尼龙(MP),以减轻肺免疫损伤;应用辅助呼吸,以纠正低氧血症;输注丙种球蛋白,以提高体液免疫能力;给予营养支持,以争取康复机会等。有人认为早期无症状高热 3 天或以上,即予抗 CMV 治疗,有预防价值。

肾移植后并发脑膜炎有何特点

肾移植后发生中枢神经系统感染常为其全身感染的一部分,无全身感染的脑膜炎较少见,所以是一个危重的信号。病原涉及结核杆菌、白假丝酵母菌、隐球菌和利斯特菌等。患者常有头痛、发热,可无脑膜刺激征,故易被忽略;因此,对一切不明原因的发热都应警惕,及时做脑脊液检查殊有必要。治疗应按感染菌种培养和药敏试验结果选择能进入血脑脊液屏障的抗生素,以及降颅内压和相应的支持性措施等。

肾移植并发肝脏损害有什么原因和特点

肾移植后并发肝脏损害最主要源于药物肝毒性、病毒感染和原有肝病,好发于术后 6 个月内。药物性肝炎的病因首推环孢素 A(CsA)和硫唑嘌呤(Aza),可使血清氨基转移酶或胆红素增

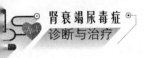

高,停药后 4 周内多恢复,如氨基转移酶和胆红素均增高且伴乙型肝炎病毒(HBV)血清学标志阳性者,发生重症肝炎者不少见,常可致死。肾移植后因受免疫抑制剂影响,罹患各型传染性肝炎(包括乙、丙、丁、戊和庚型肝炎)较常人明显增多,隐匿起病和症状不显者居多,故定期肝功能检查十分必要;病程迁延和慢性活动者多见,不少患者发展为肝硬化。停用 CsA 和 Aza 是必要措施。移植后巨细胞病毒(CMV)性肝炎肝功能异常持续时间长短不一,大多预后良好;柯萨奇病毒和 EB 病毒性肝炎亦可遇到。有研究表明,丙型肝炎感染有增加移植肾排异反应发生率和增加发生慢性移植性肾病(慢性排异反应)发生率的危险性。

肾移植后血液系统并发症有何特点

硫唑嘌呤(Aza)可使白细胞和血小板减少,故需定期检查,及时停药可在 1 个月内恢复,重症要用重组人粒细胞集落刺激因子或输注血小板悬液。此外,移植后病毒感染和革兰阴性菌败血症也可使白细胞减少。红细胞增多常与使用环孢素 A(CsA)有关,贫血与应用吗考酚酯(MMF)和 Aza 有关,均宜减量和予相应处理。

肾移植后心血管并发症有何特点

(1)冠心病和脑血管意外:分别占肾移植患者病死数的 2%~

14％和33％～43％。显著高于常人,与高血压、高血脂等因素有关。防治与非肾移植者无异。

(2)心力衰竭:早期因移植前高血压、水过多等症状控制欠佳,在排异反应和感染时可诱发心力衰竭。除按心力衰竭处理外,还可用超滤等血液净化疗法。

(3)高血压:是最常见的并发症。其主要原因有原疾病所致和与肾移植有关的两类因素。前者可由原有肾脏疾病所致的高血压,移植后多有不同程度的下降,甚至可停用降压药物;极个别患者有严重的肾素依赖性高血压,则需作原病肾摘除;如为原发性高血压,一般较易控制。肾移植相关的高血压,可因移植肾肾动脉狭窄(可手术治疗)、使用环孢素 A(CsA)、使用激素、急性或慢性排异反应等引起。急性排异反应引起者,成功地控制排异反应后血压常可恢复正常;慢性排异反应者,常有不同程度的高血压,通常亦可控制。对术后 6 个月以后血压逐渐增高者,应警惕慢性排异反应。

(4)高脂血症:除因慢性肾衰竭(CRF)、血液透析(HD)或腹膜透析(PD)等使患者在肾移植术前已有高脂血症外,术后使用CsA、激素和西罗莫司(RAPA)等药物也可引起和加重高脂血症。

什么是移植肾复发性肾小球肾炎 ⊃

移植肾复发性肾小球肾炎的发生率为 5％～18％,同卵孪生

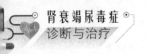

者可达 65%。发生率高低与原发肾病病理类型有关,发生率高的有急进性肾小球肾炎(ARPGN)、抗肾小球基膜(GBM)肾小球肾炎、IgA 肾病、膜增生性肾小球肾炎(MPGN)等,发生率较低的有膜性肾病(MN)等。

与复发有关的原因有:①原肾病的致病因素仍然存在,使移植肾发生与原肾病相同的临床和病理改变;②因巨细胞病毒(CMV)和乙型肝炎病毒感染,引起 CMV 和乙型肝炎相关性肾炎;③供肾原有轻微肾炎,术前未能检出,术后逐渐加重,表现为移植肾肾炎;④其他原因。

本症多见于术后 9~12 个月,多见以蛋白尿、肾病综合征(NS)和慢性肾小球肾炎(CGN)为表现,大多在相当长时间内肾功能可维持正常,个别在术后早期或在复发性肾炎病程中可突然发生肾功能恶化。由于与药物肾毒性和慢性排异反应的鉴别较为困难,确诊依靠移植肾活检。

肾移植后消化系统并发症有何特点

肾移植后常见的有消化道溃疡与出血和胰功能紊乱等,与使用大剂量激素、细菌(如幽门螺杆菌)感染及药物不良反应有关。术后使用止酸药、H_2 受体拮抗剂可预防消化性溃疡与出血。吗考酚酯(MMF)可引起腹胀与腹泻,严重者须停药。

肾移植术后白内障有何特点

肾移植术后白内障是常见并发症,儿童和青年发病率尤高;常发生于术后 2 年,个别可早至术后 3 个月;与使用激素有关。早期发病者,白内障发展快;术后 1 年以上发病者,进展较慢。其他眼并发症还有局灶性虹膜脱色、暂时性眼压增高(青光眼少见)、巨细胞病毒(CMV)性或真菌性视网膜炎等。

肾移植后会高发恶性肿瘤吗

肾移植后发生恶性肿瘤者占 2%～7%,为常人的 100 倍以上;男性多于女性。以皮肤癌、唇癌和淋巴瘤为多见。癌肿平均发生于术后 40 个月,而淋巴瘤平均发生于术后 27 个月。据认为与使用免疫抑制剂有关。

肾移植术后会有心理情绪改变吗

术后病情波动,特别是对不利因素估计不足,可使患者出现悲观失望情绪,甚至忧郁、沉闷和轻生。术后应用激素,部分患者可出现兴奋、易激和欣快,个别亦可表现为抑郁;严重者可出

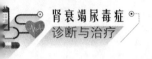
现幻觉、妄想和谵妄;减量后可改善。急性排异反应时可出现烦躁不安、情绪波动,此为排异反应的表现之一,抗排异治疗有效时常好转。接受尸体肾者,因移植肾来自死者,甚至来自异性,可产生恐惧等心理反应或精神变态;对置于髂窝的移植肾可产生异物感或惊恐等。社会经济原因引起的改变亦不可忽视,如夫妻亲情变化、家庭离散、经济支持状况变动等也足以改变患者的心理、情绪、行为和精神。除必要医学卫生知识普及外,心理疏导、精神安抚、亲情关爱和社会同情与支持都是十分重要的治疗环节。

附:部分名词英文缩写中译表

一、单　位

cm	厘米
mm	毫米
ml, L	毫升,升
/min	每分钟
/d	每天
/w	每周
g, mg, μg	克,毫克,微克
/L	每升
/dl	每分升(100 毫升)
/HP	每高倍镜视野
/LP	每低倍镜视野
mOsm	毫渗量
/(kg·H_2O)	每千克水
mmol	毫摩尔
μmol	微摩尔
/(kg·d)	每天每千克体重
/(kg·h)	每小时每千克体重
/m^2	每平方米(体表面积)
kcal, kJ	千卡,千焦

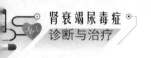
二、术语及名词

A

1, 25-$(OH)_2D_3$	1, 25-二羟维生素 D_3，骨化三醇
ACEI	血管紧张素转换酶抑制剂
ADPKD	常染色体显性遗传多囊肾病
AGN	急性肾小球肾炎
AIN	急性间质性肾炎
AKI	急性肾损伤
ALG	抗淋巴细胞球蛋白
ALS	抗淋巴细胞血清
APC	抗原呈递细胞
APD	全自动腹膜透析
APN	急性肾盂肾炎
ARB	血管紧张素受体阻滞剂
ARBD	铝相关骨病
ARF	急性肾衰竭
ARPGN	急进性肾小球肾炎
ARPKD	常染色体隐性遗传多囊肾病
ATG	抗人 T 细胞球蛋白
ATN	急性肾小管坏死
aXa	抗凝血因子 Xa
Aza	硫唑嘌呤

B

β_2-MG	β_2-微球蛋白

BSA	体表面积
BUN	血尿素氮

C

CAPD	连续非卧床腹膜透析
CAVH	连续动静脉血液滤过
CAVHD	连续动静脉血液滤过透析
CCB	钙通道阻滞剂
Ccr	内生肌酐清除率
CCPD	持续循环腹膜透析
CGN	慢性肾小球肾炎
CH_2O	自由水清除率
CHFD	连续高通量血液透析
CIN	慢性间质性肾炎
CKD	慢性肾脏疾病
CMV	巨细胞病毒
CO_2CP	二氧化碳结合力
CPN	慢性肾盂肾炎
CRF	慢性肾衰竭
Cr, SCr	肌酐,血清肌酐
CRRT	连续性肾脏替代疗法
CsA	环孢素
CT	计算机体层摄影
CTACT	(肾)血管成像
CTS	腕管综合征
CTUCT	尿路成像

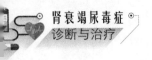
CTX	环磷酰胺
CVVH	连续静脉静脉血液滤过
CVVHD	连续静脉静脉血液滤过透析

D

DFO	去铁胺
DGF	术后移植肾功能延迟恢复
DN	糖尿病性肾病
DPI	饮食蛋白摄入量
DRA	透析相关淀粉样变
DTCVVHD	日间连续静脉静脉血液滤过透析

E

| EPO | 促红细胞生成素 |
| ESRD | 终末期肾病,终末期肾衰竭 |

F

FK506	他克莫司(普乐可复)
FSGS	局灶性节段性肾小球硬化症
FTY720	芬戈莫德

G

| GBM | 肾小球基膜 |
| GFR | 肾小球滤过率 |

H

Hb	血红蛋白
HBV	乙型肝炎病毒
Hct	红细胞压积
HCV	丙型肝炎病毒

HD	血液透析
HDF	血液透析滤过
HDLC	高密度脂蛋白胆固醇
非 HDLC	非高密度脂蛋白胆固醇
HED	高效透析
HELP	肝素诱导体外低密度脂蛋白-载脂蛋白(a)-纤维蛋白原沉淀
HF	血液滤过
HFD	高通量透析
HIV	人类免疫缺陷病毒
HLA	人类白细胞抗原
HMG-CoA	3-羟基-3-甲基戊二酰单酰辅酶 A
HP	血液灌流
HVHF	高容量血液滤过

I

IL-2	白细胞介素-2
IL-2 Mab	抗白细胞介素-2 受体单克隆抗体
IPD	间歇性腹膜透析
IVP	静脉肾盂造影/排泄性尿路造影
IUF	单纯超滤

K

Kt/V	尿素清除指数
KUB	尿路平片

L

LDLC	低密度脂蛋白胆固醇

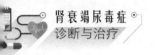

LMWH	低分子量肝素
LN	狼疮性肾炎

M

MARS	分子吸附再循环系统
MCD	微小病变性肾病
McPGN	膜毛细血管增生性肾小球肾炎
MHC	人类主要组织相(兼)容性复合体
MHD	维持性血液透析
MMF	吗考酚酯(麦考酚吗乙酯)
MP	甲泼尼龙
MPGN	膜增生性肾小球肾炎
MN	膜性肾病
MRI	磁共振成像
MRA	磁共振血管成像
MRU	磁共振尿路成像
MZR	咪唑立宾

N

NIPD	夜间间歇性腹膜透析
nPCR	标准蛋白分解率
NTPD	夜间潮式腹膜透析
NS	肾病综合征
NSAID	非类固醇抗炎药

O

OKT3	原位克隆

P

PA	聚胺
PAN	聚丙烯腈
PCR	蛋白分解率
PD	腹膜透析
PE	血浆置换
PET	腹膜平衡试验
PETCT	正电子发射计算机体层显像
PEM	蛋白质-热量营养不良
PEU	聚醚氨基甲酸酯
PMMA	聚甲基丙烯酸甲酯
Posm	血渗透浓度
PR	热原反应
PRA	群体反应性抗体
PS	聚砜
PTFE	聚四氟乙烯
PTH	甲状旁腺素

R

RAA	肾素-血管紧张素-醛固酮
RAPA	西罗莫司(雷帕霉素)
RBF	肾血流量
RPF	肾血浆流量
RRT	肾替代治疗
RTA	肾小管性酸中毒

S

SLE	系统性红斑狼疮
SRI	溶质清除指数
SUD	序贯透析

T

TACurea	平均时间尿素浓度
^{99m}Tc-DTPA	^{99m}锝-二乙三胺五酸
^{99m}Tc-MAG	^{399m}锝-巯代乙酸基三甘氨肽
TCh	总胆固醇
TG	三酰甘油
TIBC	总铁结合力
TLC	治疗性生活方式改变
TMP	跨膜压
TPD	潮式腹膜透析
TSAT	转铁蛋白饱和度

U

UA	尿酸
UAE	尿白蛋白排泄率
uAlb/uCr	尿白蛋白肌酐比
Uosm	尿渗透浓度
UTI	尿路感染
UUR	尿素下降率